続 あなたのプレゼン 誰も聞いてませんよ！

とことんシンプルに作り込むスライドテクニック

渡部 欣忍
わたなべ よしのぶ

南江堂

序　文

　昼の長寿番組『笑っていいとも』の放送が終了し，消費税が5％から8％に増税され，『レット・イット・ゴー〜ありのままで〜』が巷で流行し，夏には上戸彩の不倫ドラマが流行り，秋には米倉涼子が大きな病院内を闊歩した2014年．
　あれから3年…経ちました．
　拙著『あなたのプレゼン誰も聞いてませんよ！―シンプルに伝える魔法のテクニック』を上梓した時には，これほど注目されるとは夢にも思いませんでした．この3年間に，臨床雑誌『内科』（南江堂），雑誌『整形・災害外科』（金原出版），メディカルトリビューン社のホームページで，プレゼン関係の連載を受け持つという貴重な経験もしました．多くの称賛と，少しの辛辣な批判もほどよくバランスがとれていたように思います．
　大学，企業，学会・研究会から講演依頼もいただきました．講演内容をビデオで撮らせてほしいとか，講演に使ったスライドをくださいなどの要望が，勉強熱心な若手医師，看護師，学生などから毎回ありました．デジタルデータをお渡しすると，著作権などでいろいろな問題が出てくる可能性もあるので，丁重にお断りしてきました．
　何とか要望に応えられないかと考えた時，講演内容をそのまま書籍にしてしまえばよいのではと思い立ち，本書を上梓しました．「第1章　プレゼンの極意：わかりやすい学会発表のためのスライド作り10ヵ条」は，私が行った講演の内容を再現したものです．私は講演のプロではありませんので，毎回同じ話をすると飽きてきます．そのため，講演を重ねると内容が少しずつ変化してきました．通常は1時間ほどの講演なのですが，第1章の内容を普通に話すと1時間半くらいになると思います．「第2章　スライド　Before and After」は，臨床雑誌『内科』で18回にわたり連載した『あなたのプレゼン誰も聞いてませんよ！〜秘密の特訓編〜』を加筆・修正した内容です．「第3章　よく使うテクニック」は，メディカルトリビューン社のホームページで30回にわたり連載した『欣ちゃんのプレゼン道場〜グンとよくなる驚きの技』の中から抜粋し，修正・加筆した内容です．第4章は，おまけでポスター発表についても言及してみました．

多くのスライド例を掲載したので，きっとみなさんの参考になると思います．前著同様にみなさんが楽しんで読んでくださるとよいのですが，どうでしょう．最後に，ねばり強く原稿が完成するのを待ってくださいました南江堂編集部のみなさんに深謝いたします．

2017 年 10 月

渡部　欣忍

目　次

第1章　プレゼンの極意：わかりやすい学会発表のためのスライド作り10ヵ条　　1

Ⅰ	自己紹介	2
Ⅱ	スライドとは，プレゼンとは	4
Ⅲ	プレゼンの大原則	7
Ⅳ	わかりやすいプレゼンのためのスライド作成10ヵ条	12
	原則1　大きいことはよいことだ	12
	原則2　読ませる書体と見せる書体を区別せよ！	27
	原則3　"箇条書き"を撲滅せよ	36
	原則4　シンプルな背景を使う	42
	原則5　4つの色を決める	46
	原則6　グラフの強調	57
	原則7　入れ子の箇条書きは"表"にする	64
	原則8　表は項目を減らす	70
	原則9　ホワイトスペースを大切にする	74
	原則10　印象的な写真を使う	78

第2章　スライド　Before and After　　83

Ⅰ	スモール・グループでの症例報告	84
	a　現病歴とROS（review of systems）	84
	b　その他の病歴	87
	c　主訴・病歴からの鑑別診断は？	88
	d　鑑別診断リスト	89
	e　身体所見	90
	f　鑑別診断を絞る	92
	g　検査結果と確定診断	93
	h　治　療	96

- II 結節性紅斑をきたす疾患の鑑別診断を中心とした
ケースカンファレンス ———————————————————— 97
  - a 現病歴 ———————————————————————————— 97
  - b 問　診 ———————————————————————————— 99
  - c 身体所見 ——————————————————————————— 100
  - d problem list（プロブレムリスト）————————————— 103
  - e 結節性紅斑の解説 ——————————————————————— 104
  - f 血液検査結果 ————————————————————————— 106
  - g 入院後経過 —————————————————————————— 107
- III ２型糖尿病における慢性腎臓病とメタボリック症候群の
血管障害リスク因子 ———————————————————— 108
  - a 研究背景と目的 ———————————————————————— 108
  - b 対象および方法 ———————————————————————— 111
  - c 結果のグラフ ————————————————————————— 117
- IV 漢方薬による薬物性肝障害を疑う症例 ————————————— 120
  - a 病　歴 ———————————————————————————— 120
  - b 身体所見 ——————————————————————————— 121
  - c 入院時血液検査所見 —————————————————————— 122
  - d 肝炎ウイルスと免疫系検査 ——————————————————— 123
  - e 入院時プロブレムリスト ———————————————————— 124
  - f 画像検査 ——————————————————————————— 125
  - g 入院後経過 —————————————————————————— 127
  - h 最終診断 ——————————————————————————— 129
  - i 考　察 ———————————————————————————— 132
  - j 薬物性肝障害に関する一般的知識 ———————————————— 134

第3章　よく使うテクニック　137

- I タイトル画面の工夫 ———————————————————————— 138
  - a 袋文字を使う ————————————————————————— 138
  - b 不透明度を設定したスクリーンを写真の上に貼りつける —— 139
  - c 写真の縮小やトリミングで文字領域を確保する ————————— 141

II	検査データの作り方	142
III	アライメントを整える	145
IV	グループ分けを明確にする	148
V	比率を考慮する	152

第4章 ポスター発表　155

I	一般的なポスターと研究発表のポスター	156
II	ポスター作成の前提と目的	156
III	ポスター作成の原則	157
	原則1　大きな文字を使う	157
	原則2　フォントを区別する	158
	原則3-1　（長い文や句が入った）箇条書きを撲滅する？	158
	原則3-2　図にできないかを考える	159
	原則4　シンプルな背景を使う	159
	原則5　4つの色を決める	160
	原則6　グラフの強調は明確に	160
	原則7　入れ子の箇条書きは"表"にする	160
	原則8　表は項目を減らす	161
	原則9　ホワイトスペースを大切にする	161
	原則10　印象的な写真はあまり活用しない	162
IV	ポスターを修正してみよう	162
	a　正方形（縦100 cm×横100 cm）のポスターの場合	162
	b　横長（縦84 cm×横118 cm）のポスターの場合	166
	c　縦長（縦150 cm×横100 cm）のポスターの場合	170
	d　症例報告のポスターの場合	172

索引　175

第1章

プレゼンの極意

わかりやすい学会発表のための スライド作り 10 ヵ条

I 自己紹介

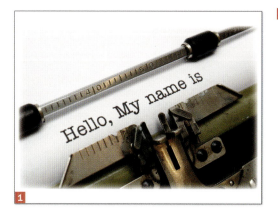

1 まずは，自己紹介から．

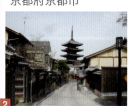

わたなべ　よしのぶ
渡部 欣忍
昭和36年（1961年）生
京都府京都市

2 渡部欣忍（わたなべよしのぶ）といいます．

　1961年，京都市生まれで，現在56歳です．名前の「よしのぶ」が読めませんね．母は「忍」という名前にしたかったそうですが，お坊さんが画数が悪いと，「忍」の前に「欣（よろこぶ）」という文字をつけ加えたために，読めない名前になってしまいました．電話で名前を伝えるのが大変で，「まず，カタカナで『ノ』を書いてその下から真っ直ぐに線を引いて，交点に横棒をつけて…」などと説明していました．最近は，「近い遠いの『近』のしんにょうをとって残った方をヘンにして，その隣に欠席の『欠』をつけます」と説明しています．

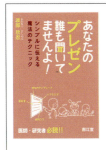

③ 2014年の春に『あなたのプレゼン誰も聞いてませんよ！─シンプルに伝える魔法のテクニック』（南江堂）という，かなり下品なタイトルの書籍を上梓しました．幸い多くの医師や研究者の方が読んでくださり，講演させていただく機会をたくさん得ました．批判的な意見もあったのですが，若い先生方を中心に受け入れてくださる方が多かったことに驚いています．多くの医師や研究者が，現状の学会や研究会でのプレゼンテーション（プレゼン）に不満を持っていることがよくわかりました．前著を読んでくださったみなさんはよくご存知だと思いますが，前著は2部構成で前半部分が主にスライドの作り方というかなり軟派な内容です．

④ 後半は少し硬派な内容でした．後半も一所懸命に書いたつもりだったのですが，たくさん賞賛をいただいた前半に比べて，後半はほとんど評価されませんでした（笑）．本書では，前半部分，すなわち私が考える"わかりやすいスライドの作成方法"についてお話ししたいと思います．

II　スライドとは，プレゼンとは

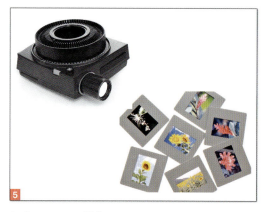

5　私より年上の先生方は当然ご存知なのですが，スライドは本来，ポジフィルムを映写機に充填して，スクリーンに向けて拡大像を投影すること，またはポジフィルムそのものを指す用語でした．左上にあるのが映写機で，右下にあるのがマウントされるスライドです．若い人はご覧になったことがないかもしれませんね．現在は，PowerPoint や Keynote などのプレゼンソフトで作成したファイルをプロジェクターで映写するのが一般的なので，スライドというのは死語になってもおかしくないのですが，プレゼンソフトで作成した画像や動画を示す適当な用語がないので，これらの画像や動画のことをスライドと呼ぶことにします．

さて，本講演のテーマは，「わかりやすいプレゼンのためのスライド作り」です．

最初に誤解を解いておかなければならないことがあります．スライドと配布資料は役割が異なるということです．学会や研究会あるいは病院内の研修会でも，スライドを用いた講演や説明会が行われていると思います．その時に，手元に紙に印刷した資料を渡されることもあるのではないでしょうか？　最近では，多くの場合に発表者が使用したスライドを白黒で，時にはカラーで小さく印刷したものが配布されることが多いと思います．このような配布資料のことをガー・レイノルズ氏やナンシー・デュアルテ氏は，「スライデュメント」と呼んでいます．スライデュメントは，何のために配布されるのでしょうか？　スライドが見づらいために，近くでよく見えるように？　画面で見えないものが，小さく印刷したもので見えるのでしょうか？　後から読み返すため？　これはありですね．そのためには，ある程度の情報が文字情報あるいは図表として"読める大きさ"で印刷されている必要がありますね．したがって，もし後で読み返すための読み物としての配布資料を用意するなら，面倒でも発表で用いるスライドと別個に作成しなければならないのです．

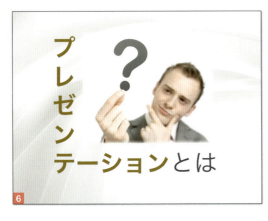

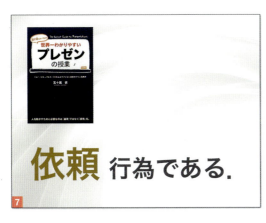

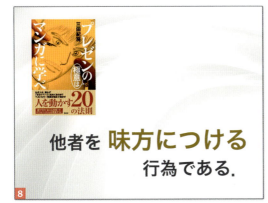

6 いきなりですが，プレゼンとは何でしょうか？「説明」，「紹介」，「解説」なのでしょうか？ もちろんそういうプレゼンもあるとは思います．たとえば，教育研修講演とか，スモール・グループでの勉強会とかでは「説明」，「紹介」，「解説」でよい場合も多いですね．では，研究成果の発表の場である学会や研究会で，私たちは何のためにプレゼンをするのでしょうか？

7 五十嵐健氏は，『世界一わかりやすいプレゼンの授業』（中経出版）の中で，プレゼンとは「プレゼンターが聞き手を説得し，聞き手がプレゼンターの考えに同意し，決断して実行に移すように仕向けること」であると定義し，プレゼンとは「説明」でも「紹介」でも「解説」でもなく，「依頼行為」であると述べています．

8 受験漫画の『ドラゴン桜』（講談社）の作者として有名な三田紀房氏は，『プレゼンの極意はマンガに学べ』（講談社）の中で，「プレゼンとは，他者を味方につける行為である」と述べています．

> **プレゼンの目的**
>
> 医師や研究者に，発表者の主張に**共感**してもらい，何らかの**行動**を起こしてもらうこと．
>
> 治療法・診断法・検査法・評価法の
> **追試**

⑨ 私たちが学会や研究会で行うプレゼンの目的は，「医師や研究者に，発表者の主張に共感してもらい，何らかの行動を起こしてもらうこと」だと思います．具体的な行動とは，治療法・診断法・検査法・評価法などの追試でしょう．発表者の主張に共感してもらうためには，そもそも主張そのものを聴衆に理解してもらうことが大前提になります．そのために，「わかりやすい」ということが必要条件になります．

　みなさんと同じように，私も医学部を卒業してから，いろいろな学会や研究会でプレゼンをしてきました．正直，自分のプレゼンはなかなかいけてると思っていました．ところが，プレゼンテーションの巨匠である，ガー・レイノルズ氏の『シンプルプレゼン』（日経 BP 社）と『プレゼンテーション zen』（ピアソン桐原）を読んでみて驚きました．「抑制」，「シンプル」，「自然」の 3 つを大切にせよと提言されています．過去に自分が発表で使用したスライドを見返したところ，1 枚のスライドの中に文字情報が山のように入っていました．こんなわかりづらいスライドを使って発表をしていたのかと思い，いろいろとプレゼンの勉強をはじめました．確かに文字情報を少なくしたスライドを用いるプレゼンは非常に有益であることがわかりました．しかし，この手法をそのまま学会や研究会でのプレゼンに応用するには，少々工夫する必要があります．これから，シンプル・プレゼンをベースにした，学会で行うプレゼンのためのわかりやすいスライド作りをメインテーマにお話ししてまいります．

Ⅲ　プレゼンの大原則

さて，ここからが本題です．まず，最初にシンプル・プレゼンの大原則をお伝えしておきます．

10 今，私が話している声はみなさんの耳に音声として届いていますね．他のことを考えているか，耳でもふさがない限り，音声情報はみなさんの耳に勝手に飛び込んでいます．音声による情報伝達というのは，聴衆が受動的に受け取れる情報伝達方法なんですね．

11 一方で，文字情報はどうでしょうか？　私たちは視覚からビックリするくらい多くの情報を得ていると信じています．ところが，伝達方法としての文字は，聴衆が読み，頭の中で音声に変えて理解し，それを認識するという3つのステップが必要になります．もちろん，少ない量の文字情報なら読んですぐに認識するという2ステップで理解できますが，文字情報が多すぎると処理に時間を要するわけです．もうおわかりですね．文字による情報伝達というのは，聴衆が能動的に受け取らなければいけない情報伝達方法なんですね．

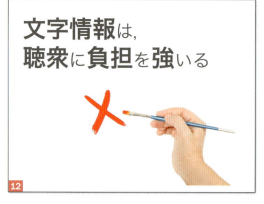

12 文字情報は，聴衆に大きな負担を強いることになっているわけです．

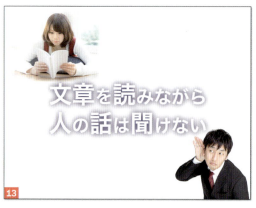

13 実際に意識として感じることのできる情報速度というのは，毎秒数十 bit しかありません．文字情報に集中できる読書なら，このスピードで情報を十分に処理できるのですが，スライドの中の文字情報が多すぎると私たちは文字情報の処理に集中しすぎるあまり，発表者の音声情報を処理できなくなります．

　発表者が音声情報と文字情報を同時に提供すると，音声情報に集中すれば文字が読めなくなり，文字情報に集中すれば音声情報を受け取れなくなってしまいます．

　文章を読みながら人の話は聞けないというくらいに思っておいた方がよいのです．プレゼンでは，発表者のトークが重要です．というより，トークがなければ論文を読むのと同じですから，学会や研究会で発表する必要もないわけです．

14 こんな例はどうでしょうか．演壇に立った人が近づいてくる台風情報を説明しているとしましょう．

その人は，次のように音声情報として台風情報を伝えます．「きょう（3日）は，台風3号が沖縄の西の海上を北上するでしょう．また，梅雨前線が日本海から東北地方に停滞し，前線の活動が活発になる見込みです．沖縄は日中は雲が多く，昼過ぎまで雨の降る所があるでしょう．先島諸島は午前中は雨や風が強く，荒れた天気になりそうです．九州から近畿と東海，関東は晴れ間がありますが，日本海側を中心に雲が多く，所々でにわか雨や雷雨となるでしょう．北陸と東北は断続的に雨が降り，局地的にカミナリを伴い非常に激しく降る恐れがあります．これまでの大雨により，地盤の緩んでいる所がありますので，土砂災害や河川の増水などに厳重な警戒が必要です．北海道も雲が広がりやすく，昼ごろからは太平洋側を中心に雨の降る所がある見込みです」

スライドには，音声情報と同じ内容が文字情報として示されています．ラジオの天気予報であれば，アナウンサーのトークで私たちは内容を理解できます．

もし，このスライドの文字情報を会場から読めたとしても，ほとんど役に立たないのは明らかですね．それどころか，スライドの文字情報は雑音となってかえってわかりづらくなってしまいます．では，どんなスライドを用いれば有効なのでしょうか？

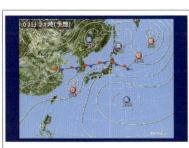

15 天気図を見せながらの話が有効です．文字情報よりも図なんです．

Ⅲ プレゼンの大原則

9

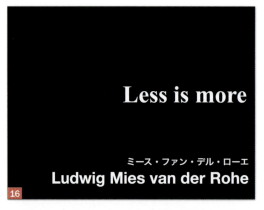

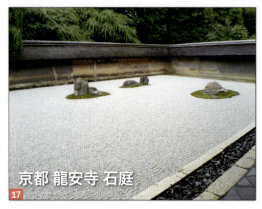
京都 龍安寺 石庭

16 近代建築の三大巨匠の1人，ミース・ファン・デル・ローエは，名言を残しました．ご存知の方も多いかもしれません．

　Less is more.「より少ないほど，より豊かである」というくらいの意味です．プレゼンで用いるスライドも，余計なものを排除してより少ない情報を提示する方がより豊かになります．

17 欧米の庭園のように草花や木や石で飾り立てるのではなく，この京都龍安寺の石庭のようなスライドがよいと考えます．そして，この庭園の素晴らしさを語るようなプレゼンがよいと思います．では，シンプル・プレゼンの大原則をここでいっておきましょう．

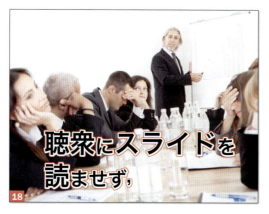

18 わかりやすい学会発表のための，大原則は「聴衆にスライドを読ませず」

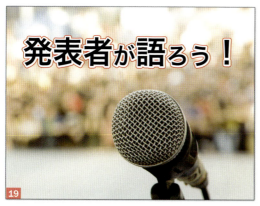

19「発表者が語ろう！」です．この原則を実践するためのテクニックをこれからお話ししていきます．みなさんも TED（Technology Entertainment Design）カンファレンスなどで行われているプレゼンをご覧になったことがあると思います．1 つのコンセプトや主張をプレゼンするにはこの TED 風のプレゼンはよいのですが，私たちが行う学会や研究会の発表では，もう少し細かなデータを提示しながら発表しなければなりません．また，発表時間も短いですね．そのために TED 風のプレゼンは参考にはなるけれど，同じようにすることは難しい場合が多いです．そこで，より少ない文字情報を使いながら，スライド作りをどのように工夫していけばよいかをこれから説明していきたいと思います．

IV わかりやすいプレゼンのためのスライド作成10ヵ条

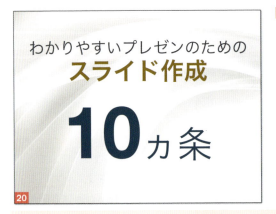

[20] 題して,「わかりやすいプレゼンのためのスライド作成10ヵ条」です.

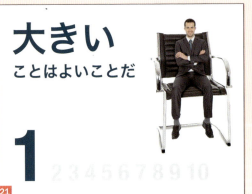

[21] 原則1は「大きいことはよいことだ」です.

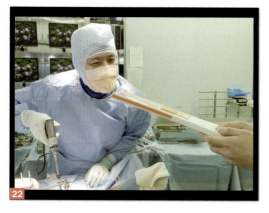

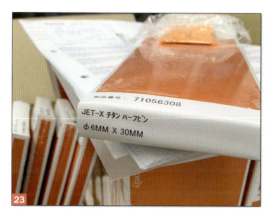

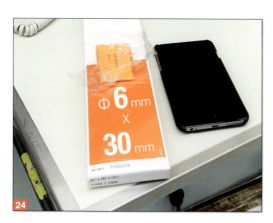

22 手術中の写真ですが，いったいこの術者は何をしているのかわかりますか？　右手に持ったドリルで骨に穴をあけ終えたところです．そして，術者は，その穴にこれからピンを入れる予定なのです．看護師さんが両手に持って差し出しているのは，そのピンなのですが…．術者は目を細めて何を見ているのでしょうか？

23 術者は，この「Φ6 MM×30 MM」という数字を読んでいたのです．使用するピンの適切なサイズを看護師さんが術者に最終確認している場面だったのです．若者でもこの数字を読むのには苦労します．まして…．このメーカーのものが特に読みづらいというわけではありません．ほとんどすべてのメーカーのパッケージがこんな具合になっているのです．

24 どうして，これくらい大きな文字で書いておいてくれないのかといつも思います．

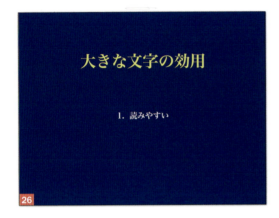

25 スライドに大きな文字を使用することの第1の効用は,「読みやすい」ということですね.これに異論はないと思います.

26 たとえばこんなスライド.小さな文字で読みづらいスライドですね.でも,こんなスライドは誰も作りませんよね.では,どうして私たちはスライドに小さな文字を使ってしまうのでしょうか？

> **症例**
>
> 62歳　女性
> 【主訴】食欲不振，全身倦怠感
> 【現病歴】2013年以降十二指腸潰瘍で近医内科を通院していた．2014年10月中旬頃より浮動性めまい，両耳難聴，右耳鳴が出現し，メニエール病疑いで近医耳鼻科でアデホス，メチコバール，柴苓湯を処方され，めまいなどの症状は1週間程度で改善した．以後，柴苓湯，メチコバールの内服は継続していた．10月25日～28日まで濃い褐色の尿が出ており，11月3日頃より便色が薄くなり，11月6日頃より嘔気，食欲不振，全身倦怠感，易疲労感が出現した．11月11日に近所の人に目が黄色くなっていることを指摘され前医を受診した．採血でT-bil 8.4 D-bil 7.1, AST 1456, ALT 1374, γGTP 348, ALP 2187を指摘され，11月12日の単純CT検査で膵頭部腫瘍が疑われたため，膵腫瘍による閉塞性黄疸疑いで当院紹介受診となった．精査加療目的で入院．
>
> 飲酒歴：20～50歳　ビール中ジョッキ3杯/週2～3回，50歳～ワイン1杯/週2回，2013年6月～禁酒　喫煙歴：なし
> 既往歴：腎盂腎炎(28歳)，十二指腸潰瘍(2013年6月～)　頸椎ヘルニア症
> 輸血歴：なし
> アレルギー：アレルギー性鼻炎
> 内服薬：ザンタック，メチコバール，ツムラ114柴苓湯
> 家族歴：前立腺癌(父)，脳梗塞(母)，腎性高血圧(兄)

27 これは内科の先生からいただいたスライドです．おそらく，小さな勉強会で使われたスライドだと思いますが，どう考えても文字が小さすぎますね．このようなスライドになってしまう一番の原因は情報の詰め込みすぎです．聴講していた先生には，このスライドをそのまま印刷したものが資料として配布されたようです．はじめにお話ししたように，このようなものを「スライド」と「ドキュメント（文書）」を合わせた造語で「スライデュメント」とガー・レイノルズ氏は呼んでいます．スライデュメントを配布資料として配るのは後から読み返せるので悪くないのですが，配布資料であるスライデュメントをそのままスライドで見せてしまうと，この例のように，聴衆が読むのを諦めてしまう状況になってしまいます．

　書いたものなら，少々複雑な表や小さな文字でも読めるなら問題ありませんが，発表で用いるスライドでは，細かなデータは読むことはできません．発表する本人はすべてのデータを提示することで満足感が得られるかもしれませんが，読めないようなデータを提示された聴衆はたまったものではありませんね．読みやすい大きな文字のスライドにすることで，自動的に必要最小限の情報だけが残ることになります．

　いくらなんでもこの例のようなスライドは作らないと私も思っていたのですが，過去に自分で作ったスライドを見直してみると，おっとどっこい…．

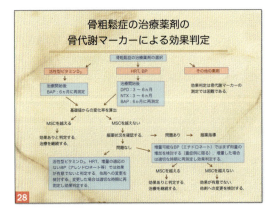

28 こんなスライドを使って学生に講義していました！

　これも，読み返しが可能な配布資料なら OK なのですが，講義や講演ではこのスライドはダメなんですね．私が学生なら，このスライドを見た瞬間に，講師の話を聞くのを諦めてしまうかもしれません．

　このような小さな文字で書かれた，読みづらいスライドになってしまう一番の原因は，1枚のスライドの中に記載する情報が多すぎることです．

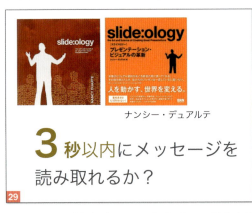

29 ナンシー・デュアルテ氏は名著『Slide：ology［スライドロジー］』（ビー・エヌ・エヌ新社）の中で，スライドのメッセージは表示されて3秒以内に読み取れるかどうかが大切であると述べています．伝えるべきメッセージを短時間に読み取ってもらうためには，必要最小限の情報をインパクトを持って提示しなければなりません．さすがに，学会や研究会での発表で，3秒以内にメッセージを伝えるのは難しいかもしれませんが，参考になる意見です．

> **30** スライドの中で使用する文字を大きくすると，必然的に情報が取捨選択され，必要な情報だけが残ることになります．大きな文字を用いることの2つ目の効用が情報の選択なのです．「必要最小限の情報を残すから大きな文字で表示できるのであって，原因と結果が逆じゃないか？」という人もいらっしゃるかもしれませんね．私たちは，ついこの情報もあの情報も盛り込みたいとなってしまいます．大きな文字を使うようにすることで，物理的にそれを抑制できるというのが第2の効用なんです．

> **31** 大きな文字を使うスライドというと，高橋メソッドが有名です．日本Rubyの会の高橋征義氏によって考案されたプレゼンの技法です．まず図やグラフなどを用いず，文字だけで構成する．次に文字は巨大なサイズを使用する．それからスライド1枚あたりの文字数は最小限とし，簡潔な内容とする．これらが，基本です．

どのくらい大きな文字が用いられていると思いますか？

> **32** これくらい大きな文字です！

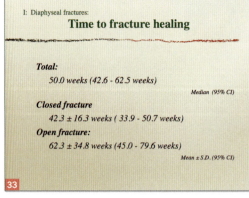

33 たとえば，このスライド．昔，実際に私が発表で使ったスライドです．

　ある骨折が完全にくっつきましたと，X線写真でいえるまでに要した週数を示したものです．上から，全体，非開放骨折，開放骨折の順番に並べてあります．ゆっくり読める論文にこの数値を提示するなら問題はないのですが，発表スライドとしては情報量が多すぎて3秒でメッセージを伝えることはできませんね．

34 高橋メソッドで提示するなら，これくらい大きく表示したいですが，少々，下品かもしれませんね（笑）．

35 これくらいが落としどころかなと思います．

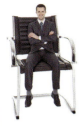

36 大きな文字を使う2つの効用をもう一度まとめておきましょう．効用その1は「読みやすい」，効用その2は「情報の選択ができる」です．

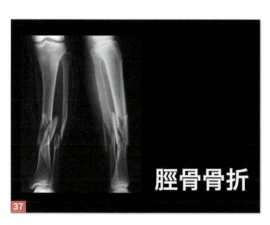

37 よくあるパターンのスライドを修正してみましょう．脛骨骨折に対する2つの治療法の成績を比べたという簡単な研究です．

38 髄内釘固定という脛骨の骨髄内に金属製の心棒を通す治療法と，イリザロフ創外固定という骨にやぐらを組むような治療法との比較です．整形外科医には髄内釘法も創外固定法もよく知られている治療法なので，説明は不要です．問題となるのは研究対象を示した次のスライドです．実際に発表で使用したものを次に示します．

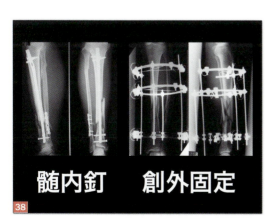

> **対　象**
>
> - 1998年1月から2003年12月の期間に，骨折の最終的な固定法として髄内釘または創外固定器を用いて治療した脛骨骨幹部骨折のうち，感染・偽関節のリスクが高いGustilo type IIICの開放骨折を除外した56例を対象とした．
>
>   髄内釘群：　35例
>   創外固定群：21例

39 実際の発表では，このスライドを提示しながら，「1998年1月から2003年12月の期間に，骨折の最終的な固定法として髄内釘または創外固定器を用いて治療した脛骨骨幹部骨折のうち，感染・偽関節のリスクが高いGustilo type IIIcの開放骨折を除外した56例を対象としました．内訳は，髄内釘群35例，創外固定群21例でした」と説明しました．スライドに書かれた文章をほとんどそのまま読んだわけです．整形外科に限らず，このように対象を提示することはよくあると思います．発表者が話す内容が文章でそのままスライドに書いてあると，聞いている方は興ざめしてしまいます．先ほどの天気予報と同じですね．

　聴衆がすごくまじめにスライドの文字を読んでくれた場合には，発表者が話すスピードよりも読む方が早いので，読んで理解してしまったことを発表者が後追いで伝えるという状況になり，冗長な印象を持ってしまいます．実はこのようなすごくまじめな聴衆はあまりいないんです．スライドの文字はほとんど聴衆に読まれることはなく，発表者の音声情報のみで聴衆は内容を理解します．聴衆にとっては，髄内釘群35例，創外固定群21例という情報のみがかろうじて文字情報として有用なのです．

　では，どのようなスライドを使って対象を説明すればよかったのでしょうか？ここで，提示すべき情報は何だったのかを考えてみましょう．

40

対象

- 1998年1月から2003年12月の期間に，骨折の最終的な固定法として髄内釘または創外固定器を用いて治療した脛骨骨幹部骨折のうち，感染・偽関節のリスクが高いGustilo type IIICの開放骨折を除外した56例を対象とした．

髄内釘群： 35例

創外固定群：21例

40「1998年から2003年12月」は研究の対象期間ですから大切ですね．「髄内釘」と「創外固定」はこの2つの治療法の比較ですからはずせませんよね．「脛骨骨幹部骨折」は治療対象とした骨折ですから重要です．「56例」は総症例数，大事です．「35例」と「21例」はそれぞれの内訳ですから，これも大切です．

その他の情報もそれなりに大切ではあるのですが，やや細かな情報なので，トークで説明はするけどスライドに提示するほどではないと私は思います．

41

- 1998年1月〜2003年12月
- 脛骨骨幹部骨折 56例
- 髄内釘群 35例
- 創外固定群 21例

41 まとめると，提示すべき必要最小限の情報は，このようになります．若い先生たちに，このように説明すると，「わかりましたが，せっかくだからもう少しインパクトのあるスライドにしましょうよ！」といわれます．どんなスライドを持ってくるかというと…．

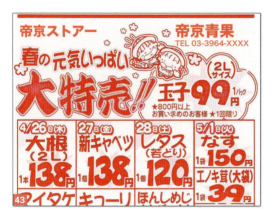

42 こんなのです（笑）．確かにインパクトはあるのですが…．これを見てすぐに思いつくのは，

43 スーパーのチラシです（笑）．これは半分冗談なのですが，若い先生が作ってきたスライドと，このスーパーのチラシを比べると，スーパーのチラシの方が優秀な点があるんですが，みなさんわかりますか？ 若い先生が作ってきたスライドをほんの少しだけ修正してみましょう．

44 もうおわかりですね．「数字＋単位」で構成される文字情報を見やすくするためのテクニックがスーパーのチラシには使用されていたのです．それは，数字を太く大きく表示し，単位を細く小さく表示するというテクニックです．このテクニックはとっても重要です．

45 向かって左のように表示するよりも，右のように表示する方がずっとよいわけですね．

46 検査所見

[免疫・自己抗体]		[腫瘍マーカー]		[感染症]	
IgG	1,232 mg/dL	CEA	0.4 ng/mL	ASO	122 IU/L
IgA	253 mg/dL	AFP	2 ng/mL	ASK	160倍
IgM	205 mg/dL	CA19-9	6 U/mL	マイコプラズマIgM	(−)
IgE	760 mg/dL	sIL-2R	399U/mL	梅毒 TP抗体	(−)
C3	131 mg/dL			STS	(−)
C4	24 mg/dL	[甲状腺機能]		HBV HBs抗原	(−)
CH50	7未満	TSH	1.08 μIU/mL	HCV 抗体	(−)
ANA	20倍	FT3	3.0 pg/mL	HIV 抗体	(−)
RF	1 IU/mL	FT4	1.5 ng/dL	RNA	検出せず
C-ANCA	10EU未満				
P-ANCA	10EU未満				

46 内科系のプレゼンでは，血液検査などの数値データを提示しなければならないことがよくありますね．ネガティブデータも大切なので，どうしてもスライドはビジーになってしまいます．

47 検査所見

免疫・自己抗体		腫瘍マーカー		感染症	
IgG	**1,232** mg/dL	CEA	**0.4** ng/mL	ASO	**122** IU/L
IgA	**253** mg/dL	AFP	**2** ng/mL	ASK	**160** 倍
IgM	**205** mg/dL	CA19-9	**6** U/mL	マイコプラズマIgM	**(−)**
IgE	**760** mg/dL	sIL-2R	**399** U/mL	梅毒TP抗体	**(−)**
C3	**131** mg/dL			梅毒STS	**(−)**
C4	**24** mg/dL	甲状腺機能		HBs抗原	**(−)**
CH50	**7** 未満	TSH	**1.08** μIU/mL	HCV 抗体	**(−)**
ANA	**20** 倍	FT3	**3** pg/mL	HIV 抗体	**(−)**
RF	**1** IU/mL	FT4	**1.5** ng/dL	RNA	**検出せず**
C-ANCA	**10** EU未満				
P-ANCA	**10** EU未満				

47 こんな場合にも，数字を太く大きく，単位を細く小さく表示するというテクニックを使えば，少しは見やすくなりますので，一度ためしてみてください．

48 もう1つ,「数字＋単位」のスライドをインパクトのあるスライドに変えてみましょう. 踵の骨折80例のケースシリーズでの対象の説明です. 短い文なので, このままでも悪くはないのですが, インパクトを与えて注目してもらいたいなら…

49 こんなのも悪くはないです. ただし, 発表内容があまりに貧相なのにスライドだけインパクトがあるってのも問題ではあります. この例は80例の報告なのでよいのですが（踵骨骨折の症例数としてはかなり多い！）, これが5例の報告ならスライドに内容が負けてしまいます(笑).

50 大きな文字を使うことはとっても重要ですからもう1つ．これは骨密度と海綿骨の強度に関する実験結果の考察で用いたスライドです．実際に大学院の時に発表で使ったもので，過去の主な報告をまとめたものです．このスライドでいいたかったことは，青文字で強調している部分で，「海綿骨の骨密度が強度や弾性率という力学的特性に寄与するのは 50～65％程度ですよ」ということでした．そこを強調するスライドにするとすれば，

51 このようになります．

52 原則2は「読ませる書体と見せる書体を区別せよ!」です.

53 みなさんよくご存知だと思いますが,日本語の基本書体としてはゴシック体と明朝体があります.

54 そして,欧文の基本書体としてはサンセリフ体とセリフ体があります.セリフというのは飾りの意味で,文字の端っこに飾りがついている書体がセリフ体です.また,サンはフランス語で「〜がない」という意味ですから,飾りがない書体がサンセリフ体ですね.

55 こうして見てみると，ゴシック体とサンセリフ体が1つの仲間になり，明朝体とセリフ体がもう1つの仲間になることがわかりますね．1枚のスライドでは，この組み合わせを原則として崩さないことが大切です．ゴシック体と明朝体とを混ぜて使わない，ゴシック体とセリフ体とを混ぜて使わないという意味です（強調するためにあえて混ぜて使う場合はあります）．では，どのような時にどのようなフォントを使うのがよいのでしょうか？ この問題を考えてみましょう．

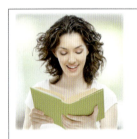

56 読みやすさのことを可読性といいます．次のスライドを，まず，ざぁーっと読んでみてください．

> 和文の基本フォントには，明朝体とゴシック体とがあります．明朝体は，横線に対して縦線が太く，線の端に飾りがある書体で，「ヒラギノ明朝ProN」や「MSP明朝」などがこれに該当するフォントです．ゴシック体は，横線と縦線の太さがほぼ，同じで，線の端に飾りがほとんどない書体です．「ヒラギノ角ゴProN」や「MSP ゴシック」「メイリオ」などがそれです．ごく単純化すると，「明朝体は可読性に優れ，ゴシック体は視認性に優れる」といわれています．
>
> **ヒラギノ角ゴW8**

[57] 読みましたか？ これはヒラギノ角ゴシックW8というフォントで書かれた文章です．では，同じ内容を明朝体で表示してみましょう．

> 和文の基本フォントには，明朝体とゴシック体とがあります．明朝体は，横線に対して縦線が太く，線の端に飾りがある書体で，「ヒラギノ明朝ProN」や「MSP明朝」などがこれに該当するフォントです．ゴシック体は，横線と縦線の太さがほぼ，同じで，線の端に飾りがほとんどない書体です．「ヒラギノ角ゴProN」や「MSP ゴシック」「メイリオ」などがそれです．ごく単純化すると，「明朝体は可読性に優れ，ゴシック体は視認性に優れる」といわれています．
>
> **ヒラギノ明朝W3**

[58] これはヒラギノ明朝W3というフォントで書かれています．さあ，どちらが読みやすかったですか？

　ゴシック体で書かれたものと，明朝体で書かれたものとを比較すると，多くの人は明朝体で書かれた方が読みやすいといわれます．本当に明朝体が読みやすいのでしょうか？

|59| もう1つやってみますね．これはヒラギノ角ゴシックW3です．

> 和文の基本フォントには，明朝体とゴシック体とがあります．明朝体は，横線に対して縦線が太く，線の端に飾りがある書体で，「ヒラギノ明朝ProN」や「MSP明朝」などがこれに該当するフォントです．ゴシック体は，横線と縦線の太さがほぼ，同じで，線の端に飾りがほとんどない書体です．「ヒラギノ角ゴProN」や「MSPゴシック」「メイリオ」などがそれです．ごく単純化すると，「明朝体は可読性に優れ，ゴシック体は視認性に優れる」といわれています．
>
> **ヒラギノ角ゴW3**

|60| そして，こちらがヒラギノ明朝W6です．

　今度は，ゴシック体の方が読みやすいという人が増えます．もうお気づきですね．一般的には，明朝体やセリフ体は長い文章を読ませるのに有利な書体，すなわち可読性が高い書体であるといわれていますが，文字の読みやすさは，書体の違いだけ

> 和文の基本フォントには，明朝体とゴシック体とがあります．明朝体は，横線に対して縦線が太く，線の端に飾りがある書体で，「ヒラギノ明朝ProN」や「MSP明朝」などがこれに該当するフォントです．ゴシック体は，横線と縦線の太さがほぼ，同じで，線の端に飾りがほとんどない書体です．「ヒラギノ角ゴProN」や「MSPゴシック」「メイリオ」などがそれです．ごく単純化すると，「明朝体は可読性に優れ，ゴシック体は視認性に優れる」といわれています．
>
> **ヒラギノ明朝W6**

でなく文字の太さにも影響を受けます．フォントの種類のWはウェイトすなわち文字の太さを示したものです．文字数がある程度多いと細い文字の方が読みやすくなります．

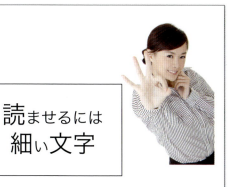

61 ある程度長い文章を聴衆に読んでもらう必要がある時には，細い書体を使用するというのが重要なテクニックになります．スライドの場合には，書籍のような長文を提示することはまずありませんが，ある程度の文字数を聴衆に読ませたい場合には細いゴシック体が有利です．

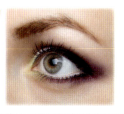

62 見やすさのことを視認性といいます．では，短い文字列をアイキャッチャーとして見せたい場合には，どのようなフォントが有利なのでしょうか？

63 これはわが国において外傷センターの設置が遅れていることをお話しした時のスライドの1つです．1966年にアメリカのNAS-NRC（National Academy of Sciences, National Research Council）報告書で，不慮の事故死とそれによる後遺障害は，現代社会において無視されている疾患であり，きちんと治療すれば防ぎ得た外傷死であると定義されました．この後，アメリカでは外傷センターが各地に設置されて，治療成績が著しく向上していくのですが，残念ながら日本ではいまだに…という内容なのです．

内容は別にして，この明朝体とセリフ体によるスライドと，

64 ゴシック体とサンセリフ体によるスライドを比較してみてください．文字情報は少ないので，どっちがパッと見てわかりやすいか，見やすいかという視認性の問題です．

おそらく多くの人が後者のゴシック体とサンセリフ体によるスライドの方がより視認性がよいと感じられたと思います．

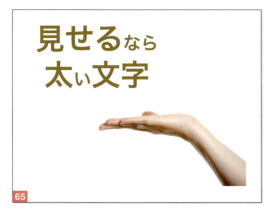

65 1枚のスライドの中には文字情報はできるだけ少なくするのがよいことをお話ししてきました．

　アイキャッチャーの役割として少ない文字情報を見せる場合には，太いゴシック体が有利になります．見せるなら太い文字ですね．

66 原則としてスライドにはゴシック体，サンセリフ体を用いる．そして，表示する文字数が多い場合は可読性を優先して細い文字を用い，少ない文字数でアイキャッチャーとする場合には太い文字を用いるのがよいということになります．検証してみましょう．

67 3行からなるスライドを，ゴシック体のウェイト（太さ）のみを変えて比べてみます．まずは，一番太いフォントです．

68 中ぐらいの太さです．

69 そして一番細いフォントです．たった3行ですが，これくらいの文字数だと太すぎると少し読みづらくなりますね．中ぐらいか細いものが読みやすかったのではないでしょうか？

では，同じ内容を少ない文字数で表現した場合はどうでしょうか？

70 太いフォントです．

71 中ぐらいの太さです．

72 一番細いフォントです．
　少ない文字を提示する場合には，圧倒的に太いフォントが有利だということですね．

73 もう一度，繰り返します．原則2は，「読ませる書体と見せる書体を区別せよ！」です．スライドにはゴシック体，サンセリフ体を用いる．そして，表示する文字数が多い場合は可読性を優先して細い文字を用い，少ない文字数でアイキャッチャーとする場合には太い文字を用いるのがよいです．

Ⅳ　わかりやすいプレゼンのためのスライド作成10ヵ条

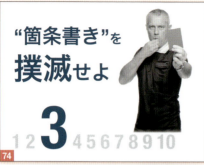

74 原則3は「"箇条書き"を撲滅せよ」です．

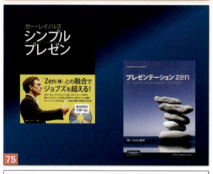

75 ガー・レイノルズ氏は，『シンプルプレゼン』（日経BP社）や『プレゼンテーションzen』（ピアソン桐原）の中で，「箇条書きをできるだけ排除せよ」と説いておられます．全く同感なのですが，次のスライドを見てください．

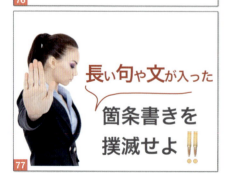

76 カエサルの言葉として有名な，「来た，見た，勝った」ですが，このスライドは箇条書きです．これはわかりづらいスライドでしょうか？　わかりづらくないですよね．

77 すべての箇条書きがダメなのではなくて，「長い句や長い文が入った」箇条書きを撲滅する必要があるのです．

78 箇条書きの例を見ていきましょう．これも私が実際に講演で使ったスライドです．EBM（evidence-based medicine）の5つのステップを示したものです．Step 1 から Step 5 まで順次，文字列がディゾルブ効果で出てくるアニメーションまで使っていました．

配布資料としてなら完璧なのですが，このくらいの文字数でも，おそらく聴衆には負担をかけてしまっていました．ぐっすりおやすみになった先生たちがたくさんいらっしゃったかもしれませんね．何が悪いかといえば…，

79 文字が小さい，文が長い，アニメーションがかったるい．全くダメなスライドでした．研究発表では，この EBM の 5 つのステップのような内容を話さなければいけない場面も出てきますね．では，どのようにクリアすればよいのでしょうか？高橋メソッドに習って，分割するというのは 1 つの解決策ではありますが，5 つ全部を見せたい場合もありますね．キーワードに絞り込んでみるという手はあると思います．たとえば，

80 これくらいの大きさの文字と文字数なら，聴衆にギリギリ我慢してもらえるのではないかと思います．

> **大腿骨近位部骨折の機能予後に影響する因子**
>
> - 歩行能力の回復には，年齢・受傷前の歩行能力・認知症の程度が影響を与える．
> - 高齢，受傷前からの歩行能力の低下，認知症の存在は受傷後の歩行能力やADL改善の不良因子となる．

81 別の例でも見てみましょう．股関節骨折は高齢女性に好発する骨折の1つです．この骨折の機能予後に影響する因子をまとめたものです．これも，配布資料や発表者のトークなら全く問題のない内容です．しかし，この程度の文字数でもスライドに表示されると，聴衆は読みたくなくなります．では，どうすればよいのでしょうか？　これもキーワードのみを出すのがよいですね．やってみましょう．

> **機能予後 不良因子**
>
> "高齢"
> 受傷前の "低い歩行能力"
> "認知症"

82 「高齢」，「受傷前からの歩行能力低下」，「認知症の存在」の3つが予後不良因子というのが，3秒で理解してもらえるのではないでしょうか．キーワードあるいは重要なメッセージだけを提示するという方法を紹介しました．もっとよい方法もあります．

Materials and Methods

- **Animal**
  - Fischer 344 male rat, age 9-11weeks
  - N=30
- **Model**
  - Bone defect of femur shaft fixed by uni-lateral ex. fix.
  - Size of gap: 1mm, 2mm, 3mm, 4mm, 5mm and 6mm
  - 5 rats were allocated to each group
- **Evaluation**
  - Radiological (2,4,6, and 8 wks)
  - Histological (8wks)

83

83 これは，簡単な動物実験の materials and methods のスライドです．骨折では，折れた骨に隙間があると骨がくっつきません．どの程度の隙間があるとくっつかないかは，動物の種類や，骨の部位により異なります．この実験はFischer 344 ラットの大腿骨に実験的な骨折を作って，その隙間の大きさを創外固定器という器具で維持するという実験モデルです．隙間の大きさを1〜6mmに設定して，8週間経過した時点で骨がくっついたかどうかを観察するというものです．特に見づらいスライドではないとは思いますが，3秒で概要を理解することはできませんね．では，これを3秒で概要がわかるスライドにしてみましょう．

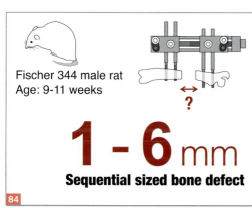

84 答えは図にすることです．このスライドを見せながら，実験モデルを説明します．続いて，8週間後に骨が癒合したかどうかをX線写真と組織学で評価しました，と述べればよいです．評価方法についてはもう1枚スライドを追加すればよいです．

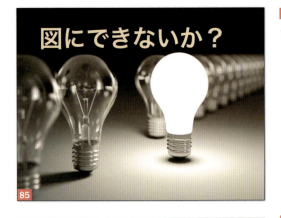

85 このように常に図にできないかを考えることが大切です．

86 箇条書きになりやすいのは，このような病歴を提示するスライドです．このスライドは，そんなに読みづらいスライドではありません．ゆっくりと説明できる時間があるなら，これでも問題はありません．

20歳台　男性	
主訴：発熱，頭痛	
既往歴：外傷性右網膜剥離（16歳）	
現病歴：	
約3年前	40℃台の発熱を繰り返し，入院精査．原因不明で，経過観察．
約1ヵ月前	42℃の発熱．皮疹が出現したが，解熱した．
約2週間前	頭痛，頸部リンパ節の軽度腫脹を自覚．

87

87 現病歴は，時間経過とイベントが常にリンクするので，入れ子の箇条書きになります．このような場合には，表にするのが有利です．詳しくは原則7（p67）でご説明しますが，文字数を少し減らし，表にして罫線を消しました．元の**スライド86**のタイトルのところに「症例20歳台男性」とありましたが，ある内科系の先生が「こんなスライドは症例に決まっているので，1例の発表では（症例を区別しないのなら），『症例』なんてのは不要だ」とおっしゃっていました．なるほどと思いました．胸部X線写真のタイトルにX線写真と書くのと同じですね．医師でなくても胸の写真だとわかりますから．

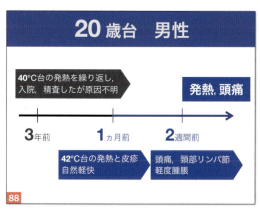

88 配布資料なら，**スライド86，87**のいずれのスライドでもよいわけですが，より視覚に訴えるとすれば，このケースなら，現病歴を図にしてみるのもよいかもしれません．

89 原則4に移ります．スライドの背景の話です．「シンプルな背景を使う」です．

90 私たちの世代が大学を卒業した頃は，青背景に白文字というブルースライドが普通でした．現在は，いろいろな色が使えますね．時々，このような派手な背景のスライドを使用される人がいます．このようなスライドを，私は"色数ビジー"なスライドと呼んでいます．

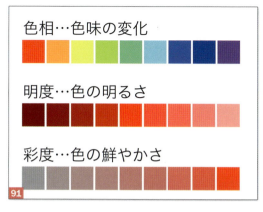

[91] 色相，明度，彩度を合わせて色の三属性といいます．色の性質のことですね．

　色相とは色味の変化や種類を示したものです．赤，黄，緑，青といった色合いの違いのことです．明度とは色の明るさの度合いのことです．明度が高くなると色は明るくなり，低くなると暗くなります．そして，色の鮮やかさの違いを彩度といいます．

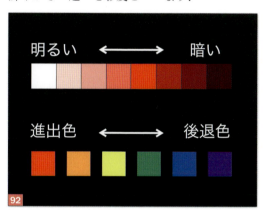

[92] 文字の視認性に最も関係するのは明度です．明るい背景に暗い文字あるいは暗い背景に明るい文字を用いることで文字が目立ち，視認性がよくなります．黒を背景として色を並べると，青を中心とする寒色系の色よりも赤を中心とした暖色系の色は手前にあるように感じます．赤を中心にした暖色系の色は進出色，青を中心とした寒色系の色は後退色となります．

93 背景を真っ黒にした場合，多くの色が映えるのがわかります．

94 同じように，背景を真っ白にした場合も，多くの色が映えるのがわかります．

　このように，スライドの背景色を白や黒にすれば，多くの色をコントラストよく表示できます．白背景に明るい黄色い文字，黒背景に暗い文字さえ用いなければ，文字の視認性はクリアできます．そのため，背景は黒か白，あるいはそれに近い色に設定するのがおすすめです．真っ黒に少し模様が入っていたり，真っ白に少し模様が入っているのはよいと思いますし，グラデーションを少し入れるのも悪くはないと思います．

　白か黒か，どちらがよいのでしょうか？　これから 2 枚のスライドをお見せします．文字情報は同じです．黒か白かどちらが見やすいかをしっかり見てくださいね．

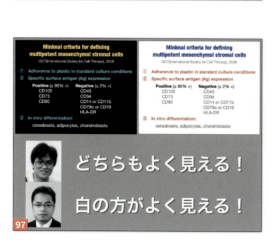

95 まずは,黒背景からです.

96 次に白背景です.黒か白か,どちらが見やすいでしょうか?

97 若い人は黒背景でもよく見えて,歳をとると白背景の方が文字が読みやすいと説いてあるものがありました.講演のたびに挙手してもらっているのですが,どうやらこの説は正しいようです.先日,私と同じくらいの年齢の方たちが前方に着席されていて,その後ろに若手の先生やコメディカルの方が着席されていた時がありました.挙手してもらったら,前方が圧倒的に白背景派が多数でした.会場の後方だけが爆笑でした.前方の先生方はポカンとしておられました.学会場では,中年を越えた先生方も多いので,文字スライドなら白い背景の方が有利だといえますね.

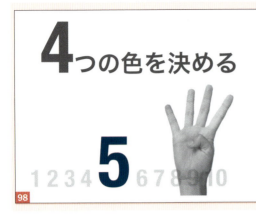

98 原則5も色に関するものです．スライドで使用する色は，「4つの色を決める」という原則です．

　先ほど，背景はシンプルな方がよいとご説明しました．それと同じで1枚のスライドの中で使用する色を増やしてしまうと色数ビジーになってしまいます．たとえばApple storeのホームページは一貫して基本的に4種類の色しか使用されていません．背景色は白，文字色は真っ黒〜灰色，白，さらに青の4種類．タグも灰色と青の2種類です．少し濃淡の差はありますが，基本的に4種類の色しか使用されていないのです．すごくシンプルなんですね．

　一方かつてのMicrosoftのホームページは背景色は白，文字色は薄い青，黒，濃い青，白，別の青と文字だけで5種類でした．さらに商品を囲んでる背景色は，濃い黄色，黄色，灰色，鮮やかな水色，薄い水色と5種類です．文字色と背景色に重複があるので，どう数えるかにもよりますが，8〜9種類くらいの色が使われていました．かつてのMicrosoftのホームページがApple storeのホームページに比べて野暮ったく見えていた原因の1つが色数の多さだと思います．最新のMicrosoftのホームページはずっと洗練されています．

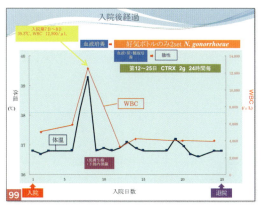

99 1枚のスライドで色数が多くなってしまう一番の原因は，区別すべき情報を多数詰め込まないといけない場合です．その最たるものが，このスライドのような入院後の経過を示すものです．バイタルサイン，血液検査結果，培養検査などの経過が示されています．色数が多すぎるのは，みなさん同意してくださると思います．では，どうすればよいのでしょうか？　色により"まとまり"を作るのがよいと思います．検査の項目と治療の項目を同系色にまとめてみましょう．

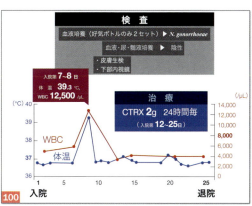

100 どうですか？　まだ，少しビジーではありますが，入院後経過では，この程度は許されると思います．かなり見やすくなりました．「数字＋単位」については，最初の方でお話ししたテクニックを使っています(p23)．

101 プレゼンのスライドでは，4つの色を決めておくのが原則であると，よくいわれています．背景色，文字色，メイン色，アクセント色の4つですね．このスライドなら背景色は白，文字色は黒，メイン色は青，アクセント色は赤になっています．
102 こんな感じですね．
103 研究発表のスライドでは，こんな感じになります．この例では，文字色は真っ黒と灰色の2種類が使用されています．同じ色相で鮮やかさや明るさを変えるのは，同じグループ内なら色数ビジーにはなりにくいです．

スライド102，103で基本4色を設定した2枚のスライドをご覧いただきましたが，何か気づきませんか？ 確かに見やすいのですが，少々ギラギラした感じに見えるという方がいらっしゃると思います．そうなんですね．

＊モニターはRGBカラーで色が表現されますが，印刷ではCMYKカラーで表現されます．RGBカラーの方が圧倒的に表現できる色の領域が広く，CMYKカラーは全体的にくすんだ色味になります．そのため，スライド101～103の青色はモニター（RGBカラー）ではもっと明るい色ですが，紙面では実際の色味より暗くなり，わかりづらくなっています．

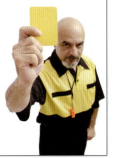

104 特に白をバックにした場合，彩度の高い原色を使用すると，ギラギラした感じを受けてしまうんですね．彩度の高い原色を使用したスライドが何枚も続くと，見ている人が疲れてしまうんですね．では，どうすればよいでしょうか？

105 このように，青と赤は彩度を落とし，黒も真っ黒ではなく濃い灰色にするとよいです．

106 これでギラギラした感じはなくなります．別のパターンを2枚出してみましょう．

対　象
"拡大外側アプローチ"で治療した
踵骨関節内骨折 **22** 例
Type II および Type III
(Sanders の CT 分類)
106

107 こんな感じもありです．

対　象
"拡大外側アプローチ"で治療した
踵骨関節内骨折 **22** 例
Type II および Type III
(Sanders の CT 分類)
107

108 ちょいと地味なパターンなら，こういうのもあります．
　彩度の高い原色を使用したスライド103に比べて，スライド106〜108の3枚の方が見ている人は疲れません．

対　象
"拡大外側アプローチ"で治療した
踵骨関節内骨折 **22** 例
Type II および Type III
(Sanders の CT 分類)
108

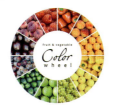

109 4つの色をまず決めましょうというお話をしました．では，人はどんな配色を好むのでしょうか？

110 アメリカの色彩学者ジャッドは，「色彩調和は好き嫌いの問題であり，情緒反応は人によって異なる．同じ人でも時によっては異なる．見慣れた配色に飽きてしまって，ちょっとした変化でも素敵だと思うことがある．また，一方で，もともと無関心であった配色でも，たびたび見せられているうちに，好ましく思うこともある」と述べています．なかなか難しいですね．個人の嗜好，時代の嗜好，同じ人でも時に異なり，最初はそんなによいとは思っていなくても，見慣れてくるとよく思えることもあるということでしょう．その中で，ジャッドは人が好みやすい色調について，4つの原理を唱えます．それが，「秩序の原理」，「なじみの原理」，「類似性の原理」，「明瞭性の原理」です．

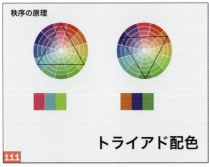

111 「秩序の原理」というのは，法則や規則に基づいた配色は調和するという原理です．たとえば，色相環の色相差を三等分した3色の配色です．トライアド配色といいます．向かって左側の配色は，付箋紙などでよく見かける配色です．

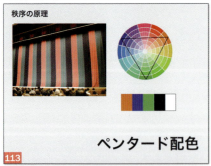

112 113 トライアド配色に黒と白を加えたものをペンタード配色といいます（スライド112）．この右側の配色のうち柿色，緑，黒の3色は歌舞伎の定式幕に使用されています（スライド113）．

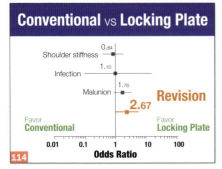

114 スライドに使用する色は4色にすべきですが，4色以上使用したい場合はペンタード配色をそのまま使うのはいかがでしょうか．違和感なく見られると思います．

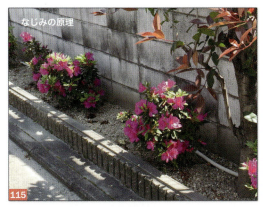

115 「なじみの原理」というのは，自然界に見られる色の変化や，見慣れた色の配色は調和するという原理です．これは私が春に撮影したツツジの写真です．あまり上手ではありませんね．私たちはこういう風景は見慣れているので，この写真にある色を用いると，変な感じがしないということですね．

116 背景色の白以外に写真から4つの色を使用してみました．違和感はないでしょう．

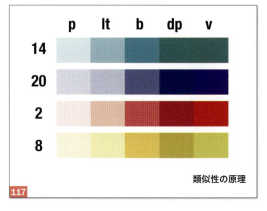

117 3つ目の原理は,「類似性の原理」です.ある種の類似性がある色の組み合わせは調和するという原理です.色相やトーンに共通性がある色は調和するということです.たとえば,この色の配置図の行あるいは列にある色でまとめるということです.簡単なのは同じ色相でトーンだけを変える方法です[数字と記号はPCCS(日本色研配色体系)の色相].

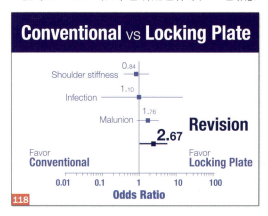

118 たとえばこんな感じです.ちょっと難しい話になってしまいました.そんな難しいこと考えて,研究会の準備なんてできないよ! と,誰でも思いますよね.そうですよね.

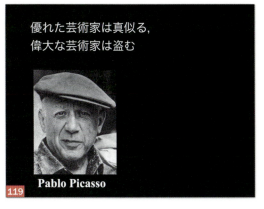

119 パブロ・ピカソは,「優れた芸術家は真似る,偉大な芸術家は盗む」という名言を残しています. 私たちも巨匠に習って偉大になって盗んでしまいましょう.

120 この配色は,どこから盗んだのでしょう？

121 ファミリーマートです.

122 これは，わかりますね．

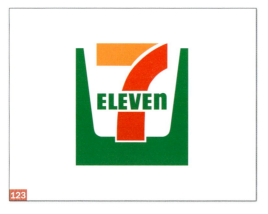

123 セブン-イレブンです．このように企業のロゴマークなどは，よく考えられた配色になっており，背景色以外に4色用いても違和感はないと思います．学会や研究会で使用するスライドに企業のロゴマークの配色を参考にしてはいかがでしょうか．

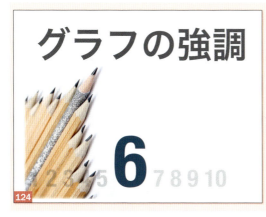

124 原則6に移りましょう．「グラフの強調」についてです．

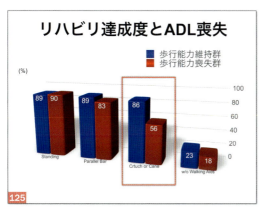

125 このグラフはどうでしょうか？　日本では，年間に15万人くらいが股関節部の骨折（hip fractureといいます）を受傷しているといわれています．骨粗鬆症のために骨が弱くなって，ちょっと転んだだけで骨折してしまうわけです．ほとんどの患者さんに対して，私たち整形外科医は手術を行うのですが，患者さんが高齢なのでなかなか元通りに歩けるようになりません．ケガをする前には，1人で外出できていた人が，hip fracture の1年後に同じ歩行能力まで回復できるのは50％くらいといわれています．このグラフは手術後のリハビリでどの段階まで進めば，歩行機能が維持できたのかを調べたコホート研究の結果です．歩行能力を維持できた人は，退院までに松葉杖やT字杖まで進めた人が多いというのを主に示したいグラフです．このグラフ，文字が小さいとか，悪いところはたくさんあるのですが，まず立体グラフがダメです．立体グラフは格好はよいのですが，あまりわかりやすいとはいえません．まずは，立体グラフをやめてみましょう．

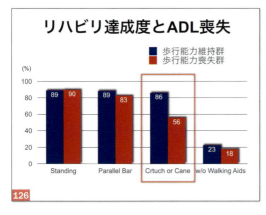

126 少なくとも，研究会や学会などでは，立体グラフはやめた方がよいと思います．これで少しはわかりやすくなりました．注目するところは，赤枠で囲んだところです．強調したところをもう少し，印象づけるにはどうしたらよいでしょうか？ そのテクニックは，強調したところ以外は地味にするというテクニックです．やってみましょう．

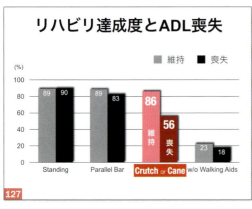

127 もう，他のところには目がいかないですね．これで十分なのですが，もう1つのテクニックをご紹介いたします．それは，メッセージを書いてしまうという方法です．グラフのスライドでは，そのグラフが何を示したグラフかをタイトルに書くのが普通ですね．このスライドでは，「リハビリ達成度とADL喪失」と書いてあります．

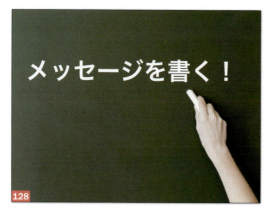

128 このタイトルのかわりに，伝えたいメッセージを書いてしまうという方法です．やってみましょう．

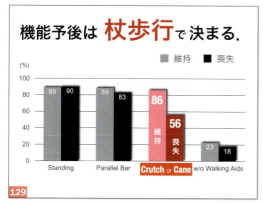

129 こんな感じになります．

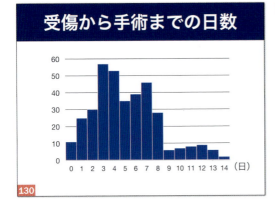

130 続いてこれはさっきと同じ hip fracture のコホート研究で,受傷からどれくらいの日数で手術が行われたかの分布です.このグラフから何をいいたいかによって強調の仕方も違います.メッセージを入れて強調したグラフを作ってみましょう.

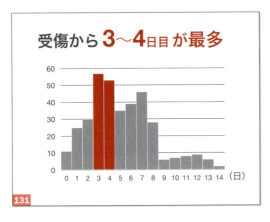

131 受傷日から3～4日目の手術が多いことを示したいなら,こうなります.

132 受傷24時間以内に手術を行った割合について強調したい場合はこうなります.欧米では,hip fracture は準救急手術で対応することになっています.日本でも最近は少しだけ改善はしているのですが,このデータを集めた当時はこんなものでした.強調部位を明確にして,タイトルにメッセージを入れる方法はかなり効果的ですが,研究会や学会で多用すると少々下品かもしれません.ここぞというところに使うのが効果的です.

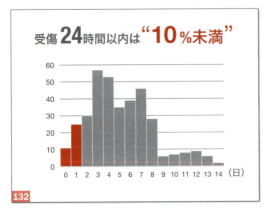

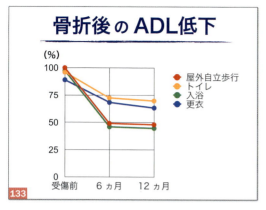

133 次は，折れ線グラフです．折れ線グラフで項目がたくさんある場合は要注意です．このグラフでは凡例がグラフから離れています．パッと見た時に，折れ線が何を指しているのかがすぐにはわかりません．発表者は意外と見落としてしまう点です．

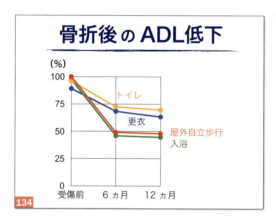

134 このように，折れ線グラフでは，その線が何を指しているのかが一目でわかるようにしておくことが大切です．

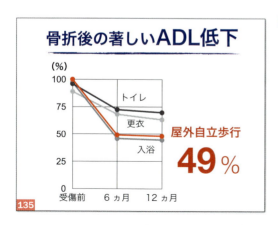

135 さらに棒グラフの時に使った，強調のテクニックをここでも使ってみましょう．

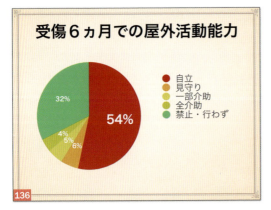

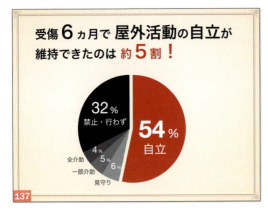

136 受傷前に屋外活動能力が自立していた患者さんの6ヵ月後のADLです．プレゼンソフトのグラフ機能を使うと，こういうカラフルなグラフができあがります．これも凡例が離れていて何を意味するのかを，いちいち確認しなければなりません．さらに，このグラフで何をいいたいのかも一目でわかりません．

137 そこで，強調したいところをはっきりとさせる．凡例はグラフの項目に近づける．ここぞという時はタイトルにメッセージを入れてしまう．どうですか？

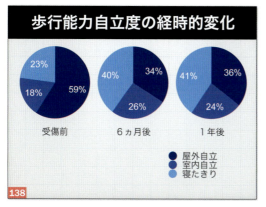

138 比率の変化を表す時に，円グラフを並べるのは得策ではありません．この例では，凡例と項目が離れているのもダメですね．

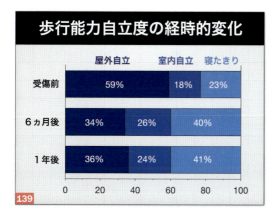

139 こういう時は，帯グラフにするのがベストです．凡例の問題も一発で解決です．

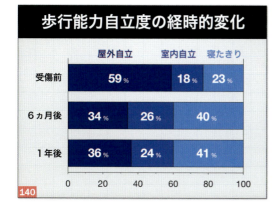

140 表示しているのは％ですが，「数値＋単位」なので，数字を太く大きく，単位は細く小さくの法則に従えば，これで完成です．グラフの強調はここまでにして次の大切な原則に進むことにしましょう．

141 原則7は,「入れ子の箇条書きは"表"にする」です.これは,いろいろな場面で大活躍します.

このスライドの写真はマトリョーシカ人形です.このような構造を入れ子構造といいます.

142 学生の講義に使ったスライドです.イオン化 Ca の調節に働いているのは,上皮小体ホルモン,カルシトニン,ビタミン D の3つです.整形外科の講義ですからホルモンやビタミンがどのように破骨細胞に働きかけて,血中 Ca 濃度をコントロールしているかを説明しています.典型的な入れ子の箇条書きになっています.大項目として,上皮小体ホルモン,カルシトニン,ビタミン D があり,破骨細胞に対する働きが中項目で記されていて,最後に小項目として血中 Ca 濃度がどうなるかが示されています.まとめるにはよいのですが,こういうのは意外と見づらいのです.原則に従って,表にしてしまいます.

イオン化Caの調節

	上皮小体ホルモン	カルシトニン	ビタミンD
臓器	上皮小体	甲状腺C細胞	腸管で活性型へ
破骨細胞	分化促進	機能抑制	形成促進
血中Ca	↑	↓	↑

143

143 すると，どうですか？
パッと見て理解しやすいでしょう．

'98 1月～'03 12月
脛骨骨幹部骨折　56例
髄内釘群　35例
創外固定群　21例

144

144 本講演の最初の方で，こんな感じのスライドが出てきました．脛骨骨折を2通りの固定方法で治療した時の内訳を示したスライドですね．このスライドのもとになった提示すべき情報はどんなものだったでしょうか？

- 1998年1月～2003年12月
- 脛骨骨幹部骨折 56例
  - 髄内釘群 35例
  - 創外固定群 21例

145

145 こんな情報でした．症例を治療法などで群分けすることはよくありますね．2通りの治療法のところは，このように入れ子の箇条書きになっています．だから，これは表にするのがよいのです．やってみます．

Ⅳ　わかりやすいプレゼンのためのスライド作成10ヵ条

146 大して変わらないと思われましたか？

脛骨骨幹部骨折 56例 ('98 Jan.～'03 Dec.)	髄内釘	創外固定
症例数	35例	21例

146

147 **148** 実際の発表では，それぞれの治療群について，もう少し詳しい情報を提示するのが普通です．箇条書きにすると中項目，小項目で追加することになって，入れ子のわかりづらい箇条書きになってしまいます．表にすることでこのようにスッキリします．

脛骨骨幹部骨折 56例	髄内釘	イリザロフ
症例数	35例	21例

147

脛骨骨幹部骨折 56例	髄内釘	イリザロフ
症例数	35例	21例
年齢（中央値）	25歳	51歳
開放骨折	49%（17例）	43%（9例）

148

149 症例報告では，現病歴と鑑別診断のスライドが多くの場合に入れ子の箇条書きになってしまいます．

現病歴では，時間経過に何らかのイベントがリンクするので，必ず入れ子構造になります．この例では，10ヵ月前，1ヵ月前，2週間前，1週間前という時間経過に沿って患者さんの症状やエピソードが書いてあります．

150 病歴のところだけを表にしてみました．

151 次に表の罫線を消してみました．表にすることで，時間経過のところがリンクするイベントとキッチリ分けられるので，見やすくなります．強調したいところに色をつけてみました．

スライド149

46歳女性　美容師
主訴：関節痛

現病歴
- 10ヵ月前〜腰痛　長距離運転など
  －便秘と下痢を繰り返している
- 1ヵ月　左膝および股関節痛　運動時
- 2週間前　左足首内側の痛みと紅斑　皮膚科受診しPSL10mg・NSAIDs一時的軽快するが再発
- 1週間前　口内炎あり外来受診

ROS　現在腹部症状なし，尿道炎症状なし，眼の充血なし，体重変化なし，発熱なし，手足のしびれなし

スライド150

46歳 女性，美容師
主訴：関節痛

10ヵ月前	- 腰痛
	- 便秘と下痢を繰り返す
1ヵ月前	- 左膝と股関節の運動痛
2週間前	- 左足関節内側の疼痛と紅斑
	- PSL 10mg，NSAIDs 処方
	- 症状軽快したが再燃
1週間前	- 口内炎

スライド151

46歳 女性，美容師
主訴　関節痛

10ヵ月前　- 腰痛
　　　　　- 便秘と下痢を繰り返す
1ヵ月前　- 左膝と股関節の運動痛
2週間前　- 左足関節内側の疼痛と紅斑
　　　　　- PSL 10mg，NSAIDs 処方
　　　　　- 症状軽快したが再燃
1週間前　- 口内炎

```
鑑別診断リスト
・膠原病：　SLE 脊椎関節炎（反応性関節炎含
　む）Behçet 病　RA
・消化器疾患：　炎症性腸疾患　セリアック病
・感染症：ヘルペス感染　HIV感染　溶連菌感染
・皮膚疾患：SJS，天疱瘡，扁平苔癬
・薬剤性：MTXなどの免疫抑制薬
・その他：ビタミンB₁₂・葉酸・鉄欠乏性貧血
　自己炎症性疾患（PFAPA）
```

152 入れ子の箇条書きになりやすいもう1つは鑑別診断です．内科系の症例発表では，必ず出てくるスライドですね．パッと見たら，普通の箇条書きのように見えますが，コロンの前が大項目でコロンの後が中項目になっています．

鑑別診断リスト

膠原病	SLE脊椎関節炎，Behçet病，RA
消化器疾患	炎症性腸疾患，セリアック病
感染症	ヘルペス感染，HIV感染，溶連菌感染
皮膚疾患	SJS，天疱瘡，扁平苔癬
薬剤性	MTXなどの免疫抑制薬
その他	ビタミンB_{12}・葉酸・鉄欠乏性貧血 自己炎症性疾患（PFAPA）

153 表にすると，かなり見やすくなりました．

鑑別診断リスト

膠原病	SLE脊椎関節炎，Behçet病，RA
消化器疾患	炎症性腸疾患，セリアック病
感染症	ヘルペス感染，HIV感染，溶連菌感染
皮膚疾患	SJS，天疱瘡，扁平苔癬
薬剤性	MTXなどの免疫抑制薬
その他	ビタミンB_{12}・葉酸・鉄欠乏性貧血 自己炎症性疾患（PFAPA）

154 余裕があるなら，少し色をつけてみると見栄えはよくなります．

検査結果

- 血算：
  - WBC 9,800 （分画正常） Hb 10.2 Hct 30.7 Plt 31.7
- 生化学
  - Na 139 K 4.4 Cl 96 BUN 9.7 Cr 0.6
- CRP 2.1mg/dL, ESR 40mm/h
- 尿検査正常　尿蛋白なし
  - 尿中クラミジアPCR陰性
- ＨＩＶ陰性，　TSPOT陰性
- ANA&SSA抗体陰性，ASLO,&ASK正常，C3,C4軽度上昇
- ＣＸＲ正常

155 検査結果も同じです．1枚で全体を見せることが大切ならこのスライドもありです．また，配布資料なら全く問題はありませんが，見せて伝えるなら少し工夫をする方がよいでしょう．欧文の「全角」と「半角」が混ざっているのも変です．これは2枚に分けて表にしてしまいましょう．

検査結果

血算	WBC **9,800** /μL （分画正常）， Hb **10.2** g/dL, Hct **30.7** %, Plt **31.7** 万/μL
生化学	Na **139** mEq/L, K **4.4** mEq/L, Cl **96** mEq/L BUN **9.7** mg/dL, Cr **0.6** mg/dL
炎症反応	CRP **2.1** mg/dL, ESR **40** mm/h
尿検査	正常，尿蛋白なし， 尿中クラミジアPCR陰性

156 157 入れ子の箇条書きを表にしてしまうのは，実は大した手間ではありませんので，みなさんも一度ためしてみてください．

入れ子の箇条書きを表にするというテクニックは，このようにとても効果があるのはわかっていただけたと思います．

検査結果

感染症	HIV（−），TSPOT（−）
免疫	ANA & SSA 抗体（−），ASLO & ASK 正常 **C3, C4 軽度上昇**
CXR	正常

Ⅳ　わかりやすいプレゼンのためのスライド作成10ヵ条

158 原則8は表に関するものです．「表は項目を減らす」という原則です．

159 まずは，この表から見ていきましょう．整形外科に関連する話なので，少し説明します．

2000年頃に，それまでのコンセプトを大きく変えるロッキング・プレートというのが骨折の治療に使われはじめました．高齢者の弱い骨を固定するのに有用だといわれていたプレートです．そこで，このロッキング・プレートがそれまで使われていたプレート（コンベンショナル・プレートと呼びます）と比べて本当に有用なのかどうかを文献レビューせよ，というのが私に与えられたテーマでした．そこで，高齢者に多い上腕骨近位部骨折（要するに肩に近いところの上腕骨の骨折）を，いずれかのプレートで固定したコホート研究を集めて，合併症を比較したわけです．10年間くらいの論文を集めました．non-union（癒合不全）は骨がくっつかなかったということです．revision（再手術）はプレート抜去以外のものを集めました．infection（感染）は術後の深部感染や骨髄炎です．stiff shoulderはここでは拘縮で肩が挙上できないということです．そして，C-M（Constant-Murley）scoreというのは肩の機能評価の点数で100点が満点になります．まだ，この新しいプレートは使われはじめたばかりでしたので，ランダム化比較臨床試験なんて1つもない時代でした．かなり強引にデータ

を統合してあるのは問題なのですが，そこは目をつぶってください．

　前置きはこのくらいにして，この新旧 2 つのプレートの比較です．いろいろと問題はありますが，まずは，表の罫線から考えてみましょう．表では縦の線をできるだけ描かないのが重要です．特に，縦線を文字と同じ色にしてしまうと，とても見づらくなります．可能なら横線だけにするのがよいです．

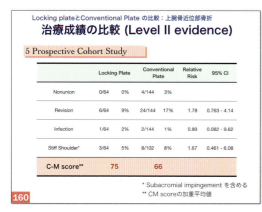

160 そこで縦線をとってみました．ちょっと，見やすくなりました．次は文字の大きさです．このスライドは文字が小さいですね．原則 1 違反です．表の縦線と文字が干渉しないようにするためには，文字の横側に余白をとらないといけなくなり，結果的に文字を小さくせざるをえなくなります．縦線をとっぱらったので，文字はもっと大きくしてよいはずです．では，文字を大きくしてみましょう．

161 横線を残してもよいのですが，横線を入れる代わりに行ごとに背景色をつけました．そして，一番重要な RR（relative risk）のところを太字にして強調しました．さらに表のタイトルがゴチャゴチャしていたので，単純なものにしました．上腕骨近位部骨折の話をしているので，聞いている人には表示しなくてもよい情報ですからね．これで，十分だと思いますが，もう少し強調するとすれば，次のようになります．

162 元のスライド159では，それぞれのプレートの症例数，合併症の頻度，RR，95% CI（信頼区間）などが，同じ大きさのフォントで表示されていました．論文では，もちろん重要なデータですが，短い発表時間ではそこまでの情報を伝えることはできません．重要なのは，比較した2つのプレート，合併症と機能評価点数，それにRRです．そこを大きく太く表示したのがこのスライドです．これらを強調するために，その他のデータは涙をのんで小さな文字にしてあります．おそらく10秒くらいあれば，このスライドの意味することはわかりますが，もっとインパクトのある伝え方ができないでしょうか？　表は便利ですが，発表ではどうしてもわかりづらくなってしまいます．そこで，図にしてみるという手があります．やってみましょう！

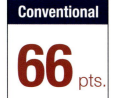

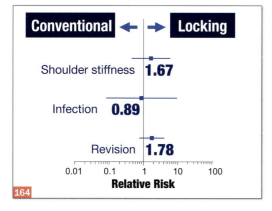

163 164 3秒くらいで，理解できると思います．機能成績はロッキング・プレートが若干よく（スライド163），合併症には差がない（スライド164）という結果です．

165　原則も残り2つです．原則9は，「ホワイトスペースを大切にする」というものです．
　ホワイトスペースとは余白のことです．文字と文字の間隔や行間もホワイトスペースですし，配置した図と背景との間にもホワイトスペースがあります．

166　これはどうでしょうか？大きな文字を使ったスライドですが，文字と文字との間隔が狭すぎて窮屈になっています．とても読みづらいですね．

167　今度は逆に，文字と文字との間隔が広すぎます．読めるけど，かなりボケた感じになってしまいます．

168 これは，文字は十分すぎるくらい大きく，文字と文字との間隔は問題はありません．

原則1の「大きな文字を使う」に従い，可能な限り大きな文字を使おうとすると，画面（背景）の枠いっぱいに文字を配置してしまうことになります．そうすると，どうしても窮屈になってしまいます．使い方によっては，迫力のあるスライドにはなるのですが，これが続くと見ている方はちょっとつらいですね．

169 ホワイトスペースを考えると，これくらいがちょうどよいかなと思います．

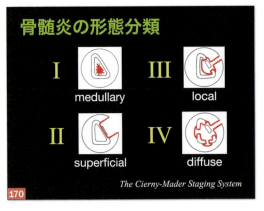

170 疾患の分類やステージなどの図をスライドに載せる場合があります．これは骨髄炎のステージ分類なのですが，スライドに貼りつけた個々の図の背景は白で，スライドの背景は黒です．このような場合，図の背景とスライドの背景とがあまりにはっきりしすぎていて，ホワイトスペースがなく少々窮屈なものになってしまいます．4つのステージがしっかり分かれているので，それなりに悪くはないのですけれど．

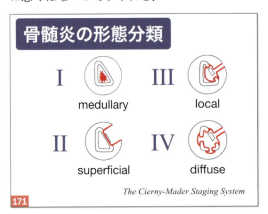

171 貼りつけた図の背景とスライドの背景を同じ白にすることで，ホワイトスペースが確保できます．見やすさでは，こちらに軍配が上がります．

172 画像・写真を配置する時も同じです.

　これでも全然悪くはないのですが，X線写真の背景が黒いので，背景の白と黒があまりに明瞭になりすぎていて，少々見づらい時があります.

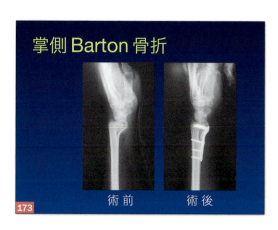

173 背景がブルーでも，黒と青とでそんなに見やすくはなりません.

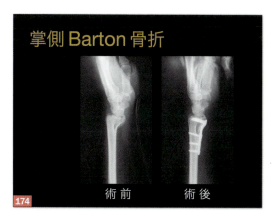

174 そこで，X線写真の背景とスライドの背景を同じにすることで，ホワイトスペース（ここでは黒いホワイトスペース）が確保できて写真が見やすくなります．個人の趣味の問題もあるので，必ず黒背景がよいというわけではありませんが，一度ためしてくだされればと思います.

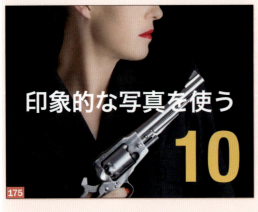

175 いよいよ，最後の原則になりました．原則 10 は「印象的な写真を使う」というものです．

ただし，これは諸刃の剣になってしまうことがあるので要注意です．教育研修講演や特別講演では，聴衆も飽きてくるので，ところどころにアクセントをつけるために，印象的な写真を使うというテクニックは有効だとは思いますが，発表時間が短い演題で，臨床写真以外の演題と直接関係のない写真や絵をあまりに使いすぎると，逆にわかりづらい発表になってしまいます．このような写真は，ここぞという時に出すから効果的なんですね．やり過ぎは禁物です．

176 元のスライドがこれです．この講演でも何回か出てきた，高齢者の hip fracture のコホート研究の対象のスライドです．2004 年 12 月から 2006 年 1 月までに治療した 650 人の患者さんのコホート研究で，inclusion criteria と exclusion criteria が書かれています．まあ，そんなに見づらいスライドではないとは思いますが，全く面白味のないスライドです．このスライドを見せて，「はい，読んでください！　読みましたか，では，次に行きます．」と進めた方が，私の下手な英語で説明するよりわかりやすいかもしれません．

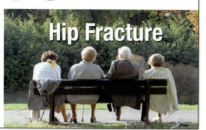

177 178 そこで，スライドを2枚に分けて，こんなのを見せながら対象について説明することにしました．キーワードは，ほとんどこのスライドの中にあります．65歳以上は，トークで説明すればよいです．inclusion criteria と exclusion criteria は2枚目のスライドに大きく示しました．写真の背景に木と葉っぱがありますので，文字もこれに合わせて緑を中心にしてあります．よく，聞かれるのが，このような写真をどこから入手するのかということです．最近では，ネットからコピー＆ペーストで簡単に入手できるのですが，著作権の問題があるので，無断でのコピー＆ペーストはダメです．写真などの画像を販売しているサイトがあるので，私はそこから著作権フリーの画像を購入して使用しています．また，最近は，著作権フリーの写真や画像を無料で提供しているサイトも結構ありますから，それらから利用されるのがよいと思います．一般演題や講演で，印象的な写真を配置し，実際に使用したスライドをいくつかご覧にいれます．

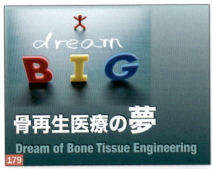
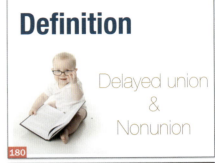
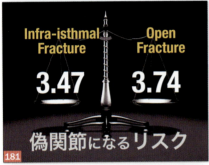
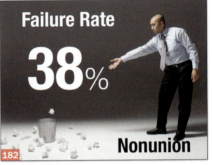
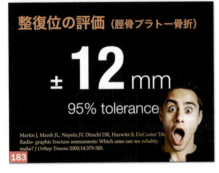

179〜183 どれも悪くはないと思いますが，聞いている先生の中には最後のスライドのビックリした男性の顔だけが印象に残ってしまって，脛骨プラトー骨折の整復位評価を X 線写真で行った場合の 95% tolerance が ±12 mm もあったという，肝心の内容が頭に入らなかったということもあるかもしれません．最初にもいいましたが，印象的な写真を使うのは諸刃の剣なので，上手に使うことが大切です．そして，少なくとも研究発表では，このような写真の使用はかなり限定した場面でしか役に立たないということを覚えておいてください．

では，最後に「わかりやすいプレゼンのためのスライド作り 10 ヵ条」をもう一度復習して本講演を終わりにしたいと思います．

- 原則 1 は，「大きな文字を使う」です．見やすさと情報の選択が大切でした．
- 原則 2 は，「読ませる書体と見せる書体を区別する」です．シンプル・プレゼンでは，ゴシック体とサンセリフ体が有利で，文字数が少し多い時は細めのフォント，キーワードをアイキャッチャーとして用いる時は太めのフォントでした．
- 原則 3 は，「文や句からなる箇条書きは使わない」でした．
- 原則 4 は，「シンプルな背景を使う」でした．白か黒の背景がおすすめで，文字のスライドでは白が有利でした．
- 原則 5 は，「基本 4 色を決める」でした．背景色，文字色，メイン色，アクセント色の 4 色を決める．白背景の場合には，彩度の高い原色は避けた方がよかったですね．
- 原則 6 は，「グラフの強調」についてでした．強調部を明確にするためには，強調部以外は地味にするというテクニックが有効でした．
- 原則 7 は，「入れ子の箇条書きは表にする」でした．このテクニックは応用範囲が広かったですね．
- 原則 8 は，「表は項目を減らす」でした．論文では有用な表ですが，プレゼンのスライドでは見づらいものです．できるだけ項目を減らして文字を大きく表示するのが大切でした．
- 原則 9 は，「ホワイトスペースを大切にする」でした．詰まりすぎた文字間隔，背景いっぱいの文字や図の配置は窮屈になるのでダメでした．画像や図の背景とスライドの背景を合わすことでホワイトスペースを確保することができました．
- 原則 10 は，ここぞというところで，「印象的な写真を活用する」です．ただし，やりすぎると，写真ばかりに注目がいって，肝心の内容が頭に入らないという問題が常にあることに注意することです．

本講演の内容は常に正しいわけではありません．みなさんの頭に残るように，かなり強調しすぎたところもあります．自分で活かせると思われるところだけ，使ってくだされればよいと思います．

第 2 章

スライド Before and After

臨床雑誌『内科』（南江堂）で『あなたのプレゼン誰も聞いてませんよ！〜秘密の特訓編〜』という連載を受け持ちました．その中で，実際の発表で使われたスライドを修正しました．その中からいくつかを加筆修正して再掲します．

I　スモール・グループでの症例報告

40歳台，女性，「痛みを伴う湿疹と関節痛」を主訴とした症例提示です．

a. 現病歴とROS（review of systems）

1 2 病歴として10ヵ月前から1週間前までの症状と治療経過が時系列に示されています．元のスライド1は，文字の大きさが小さすぎるとはいえませんが，少し読みづらいと思います．読みづらい原因はいくつかあります．1つは句や文からなる箇条書きスライドであること，もう1つは箇条書きの項目同士の行間が狭いこと，そして文字が真っ黒であることです．まず，時期を示すところは「数値＋単位」になっているので数値だけ太字にしてみました．ここだけを修正したのがスライド2です．これだけでもかなり読みやすくなったと思います．

スライド1（Before）

40歳台，女性　美容師
主訴：関節痛

現病歴
・10ヵ月前〜腰痛　長距離運転など
　－便秘と下痢を繰り返している
・1ヵ月　左膝および股関節痛　運動時
・2週間前　左足首内側の痛みと紅斑　皮膚科受診しPSL10mg・NSAIDs一時的軽快するが再発
・1週間前　口内炎あり外来受診

ROS　現在腹部症状なし，尿道炎症状なし，眼の充血なし，体重変化なし，発熱なし，手足のしびれなし

スライド2（After Step 1）

40歳台，女性　美容師
主訴：関節痛

現病歴
・**10**ヵ月前〜　腰痛　長距離運転など
　－便秘と下痢を繰り返している
・**1**ヵ月前　左膝および股関節痛　運動時
・**2**週間前　左足首内側の痛みと紅斑　皮膚科受診しPSL10mg・NSAIDs一時的軽快するが再発
・**1**週間前　口内炎あり外来受診

ROS
現在腹部症状なし，尿道炎症状なし，眼の充血なし，体重変化なし，発熱なし，手足のしびれなし

40歳台，女性　美容師
主訴：関節痛

10ヵ月前	- 腰痛 - 便秘と下痢を繰り返す
1ヵ月前	- **左膝と股関節の運動痛**
2週間前	- 左足関節内側の**疼痛と紅斑** - PSL 10mg，NSAIDs処方で症状軽快したが再燃
1週間前	- 口内炎

3 After Step 2

40歳台，女性　美容師
主訴：関節痛

10ヵ月前　- 腰痛
　　　　　- 便秘と下痢を繰り返す
1ヵ月前　- **左膝と股関節の運動痛**
2週間前　- 左足関節内側の**疼痛と紅斑**
　　　　　- PSL 10mg，NSAIDs処方で症状軽快したが再燃
1週間前　- 口内炎

4 After Step 3 ①

Review of Systems

・腹部症状
・尿道炎症状
・目の充血　　　なし
・体重変化
・発熱
・四肢のしびれ

5 After Step 3 ①

3〜5 さらに修正してみましょう．文字を大きくするために（原則 1），現病歴と ROS を 2 枚に分けることにします．スライドの基本 4 色（原則 5）として，背景色に白，文字色に黒，メイン色に青，アクセント色に赤を採用し，黒は濃い灰色，青，赤は少し彩度を落とした色を使用しました．さらに，「入れ子の箇条書きは表にする」（原則 7）に従い，現病歴を表にして（スライド 3），罫線を消しました（スライド 4）．時期のところは，右寄せで合わせた方が見やすくなります．タイトルの背景にメイン色の青を用いていますが，この場合は文字に少し影をつけた方が見やすくなります．ROS は大きくしただけですね（スライド 5）．

6 7 とことん文字を大きくするのにこだわれば，文字はまだまだ大きくすることは可能です．あまり大きくしすぎると，スライドの枠との間が狭くなってしまい，読みやすいが窮屈な印象を与えてしまいます．スライドの枠との間のホワイトスペース（原則9）も考えないといけないのですが，この程度までは大きくできますね．**スライド4, 6** のどちらを選ぶかは趣味の問題になります．

b．その他の病歴

スライド 8 Before
その他の病歴
- 既往歴：鉄欠乏性貧血　婦人科受診歴なし
- 社会歴：美容師　喫煙飲酒なし　未婚
- 薬歴：PSL　NSAIDs
- アレルギー歴：なし
- 家族歴：膠原病なし　甲状腺疾患なし　結核なし

スライド 9 After
その他の病歴
- 既往歴：　鉄欠乏性貧血　婦人科受診歴なし
- 社会歴：　美容師　喫煙飲酒なし　未婚
- 薬歴：　　PSL，NSAIDs
- アレルギー歴：なし
- 家族歴：　膠原病なし
　　　　　　甲状腺疾患なし
　　　　　　結核なし

スライド 10 After
その他の病歴

既往歴	鉄欠乏性貧血，婦人科受診歴 (−)
社会歴	美容師，喫煙飲酒 (−)
薬歴	PSL, NSAIDs
アレルギー歴	なし
家族歴	膠原病(−)，甲状腺疾患(−)，結核(−)

スライド 11 After
その他の病歴

既往歴	鉄欠乏性貧血，婦人科受診歴 (−)
社会歴	美容師，喫煙飲酒 (−)
薬歴	PSL, NSAIDs
アレルギー歴	なし
家族歴	膠原病(−)，甲状腺疾患(−)，結核(−)

8 現病歴以外の病歴が表示されています．特に悪いようには見えないですが，これも「入れ子の箇条書き」になっています．

9～11 コロンから後ろのところで文字を合わせてもよいですが（スライド9），ここも原則7に従って，表にする方が簡単です．2パターンを作ってみました（スライド10, 11）．いろいろなパターンを利用することができます．

c. 主訴・病歴からの鑑別診断は？

主訴・病歴から鑑別診断は？
- 関節痛（関節炎？）
- 痛みを伴った湿疹
- 口内炎
- 下痢・便秘
- 鉄欠乏性貧血の既往

12 Before

主訴・病歴から 鑑別診断は？
- 関節痛（関節炎？）
- 痛みを伴った湿疹
- 口内炎
- 下痢・便秘
- 鉄欠乏性貧血の既往

13 After

12 鑑別診断に使えそうなキーワードが並べられています．

13 スライド12でもわかりやすく，特に問題はないと思いますが，広い会場なら後ろの人も読めるように，文字はもっと大きくしてもよいでしょう(原則1)．

d. 鑑別診断リスト

鑑別診断リスト
- 膠原病： SLE 脊椎関節炎（反応性関節炎含む）
  Behçet病　RA
- 消化器疾患： 炎症性腸疾患　セリアック病
- 感染症：ヘルペス感染　HIV感染　溶連菌感染
- 皮膚疾患：SJS，天疱瘡，扁平苔癬
- 薬剤性：MTXなどの免疫抑制薬
- その他：ビタミンB_{12}・葉酸・鉄欠乏性貧血
  　　　　自己炎症性疾患（PFAPA）

14 Before

鑑別診断リスト
- 膠原病：SLE 脊椎関節炎（反応性関節炎含む）
  Behçet病　RA
- 消化器疾患：炎症性腸疾患　セリアック病
- 感染症：ヘルペス感染　HIV感染　溶連菌感染
- 皮膚疾患：SJS，天疱瘡，扁平苔癬
- 薬剤性：MTXなどの免疫抑制薬
- その他：ビタミンB_{12}・葉酸・鉄欠乏性貧血
  　　　　自己炎症性疾患（PFAPA）

15 After

鑑別診断リスト

膠原病	SLE脊椎関節炎，Behçet病，RA
消化器疾患	炎症性腸疾患，セリアック病
感染症	ヘルペス感染，HIV感染，溶連菌感染
皮膚疾患	SJS，天疱瘡，扁平苔癬
薬剤性	MTXなどの免疫抑制薬
その他	ビタミンB_{12}・葉酸・鉄欠乏性貧血 自己炎症性疾患（PFAPA）

16 After

鑑別診断リスト

膠原病	SLE脊椎関節炎，Behçet病，RA
消化器疾患	炎症性腸疾患，セリアック病
感染症	ヘルペス感染，HIV感染，溶連菌感染
皮膚疾患	SJS，天疱瘡，扁平苔癬
薬剤性	MTXなどの免疫抑制薬
その他	ビタミンB_{12}・葉酸・鉄欠乏性貧血 自己炎症性疾患（PFAPA）

17 After

14 主訴・病歴，ROSからの鑑別診断リストです．ここも「入れ子の箇条書き」になっています．

15〜17 コロンの後ろのところで文字を合わせる（スライド15），あるいは原則7に従って表にしてみましょう．2パターン作ってみました（スライド16, 17）．

e．身体所見

身体所見
- バイタルサイン　異常なし
- 眼瞼結膜・眼球結膜・眼球運動異常なし
- 口腔内　口内炎（＋）（供覧）　乾燥なし
- 頸部：リンパ節なし　甲状腺腫大なし
- 心音整，S1・S2正常，S3・S4なし，心雑音なし
- 呼吸音清
- 腹部皮膚線条なし，柔，圧痛なし，肝脾腫なし，腸音正常
- 四肢：チアノーゼ・ばち指なし
- 皮膚・関節　供覧

18 Before

■18 身体所見も鑑別診断リストと基本的には同じですね．

身体所見

結膜	黄染なし，貧血なし
眼球	運動正常
口腔内	口内炎（＋），乾燥なし
頸部	リンパ節腫脹なし，甲状腺腫大なし
胸部	心音整，心雑音(-)，呼吸音清
腹部	皮膚線条(-)，柔，圧痛(-)，肝脾腫(-)，腸音正常
四肢	チアノーゼ・ばち指なし
皮膚・関節	腫脹（＋），紅斑（＋）

19 After

■19 ■20 原則7に従って表にするのがわかりやすいです．陰性所見が多いので，陽性所見の文字をアクセント色の赤にして，かつ太字にして強調してみました．2パターン作ってみました（スライド19，20）．

身体所見

結膜	黄染なし，貧血なし
眼球	運動正常
口腔内	口内炎（＋），乾燥なし
頸部	リンパ節腫脹なし，甲状腺腫大なし
胸部	心音整，心雑音(-)，呼吸音清
腹部	皮膚線条(-)，柔，圧痛(-)，肝脾腫(-)，腸音正常
四肢	チアノーゼ・ばち指なし
皮膚・関節	腫脹（＋），紅斑（＋）

20 After

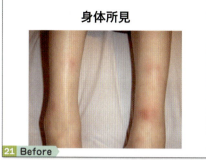
21 Before

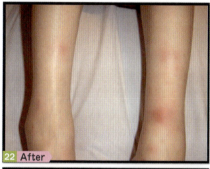
22 After

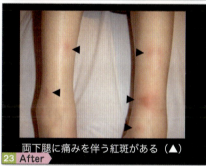
両下腿に痛みを伴う紅斑がある（▲）
23 After

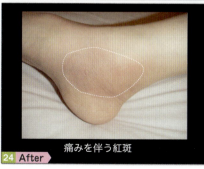
痛みを伴う紅斑
24 After

21 陽性所見のうち，結節性紅斑が認められた下腿のマクロ写真です．

22～24 ここは問題なしですが，身体所見のタイトルは削除してもよいです．そうすれば写真をもっと大きく表示することができます（スライド22）．また，マクロ写真や画像を提示する場合には，見てほしいところに矢印を入れたり（スライド23），線で囲ったりすることがあります（スライド24）．どこを見たらよいのかわかりづらい写真や画像の場合にはもちろん有効な方法です．ただし，プレゼンでは，スライドをポインターなどで指し示しながら説明する方がよいです．聴衆が写真や画像に集中できるからです．同じ理由で，文字情報で写真や画像の説明を加えるのもプレゼンでは有効ではありません．特に説明文と画像が離れていると，聴衆は発表者の話を聞きながら，スライドの文字を読み，写真や画像を見なければなりません．これは結構大変なことなのです．文字情報が多い場合には，全く逆効果になってしまいます．一方で，配布資料の場合，後から読み返して理解できなくてはなりませんから，矢印，囲み，説明・解説文はすべて有効です．スライドと配布資料は全く別物なのです．

f. 鑑別診断を絞る

鑑別診断を絞ると
- 膠原病： SLE 脊椎関節炎（反応性関節炎含む） Behçet病　RA
- 消化器疾患： 炎症性腸疾患　セリアック病
- 感染症：ヘルペス感染　HIV感染　溶連菌感染　結核
- 皮膚疾患：SJS，天疱瘡，扁平苔癬
- 薬剤性：MTXなどの免疫抑制薬
- その他：ビタミンB_{12}・葉酸・鉄欠乏性貧血
　　　　　自己炎症性疾患（PFAPA）
　　　　　サルコイドーシス

25 Before

25 医療情報として身体所見が加わり，疾患が絞れてきました．鑑別診断リストを再掲して，残った疾患を赤色にしています．

鑑別診断を絞ると

膠原病	SLE脊椎関節炎，Behçet病，RA
消化器疾患	炎症性腸疾患，セリアック病
感染症	ヘルペス感染，HIV感染，溶連菌感染　結核
皮膚疾患	SJS，天疱瘡，扁平苔癬
薬剤性	MTXなどの免疫抑制薬
その他	ビタミンB_{12}・葉酸・鉄欠乏性貧血 自己炎症性疾患（PFAPA）　サルコイドーシス

26 After

26 27 残った疾患をさらに太字にして強調してみました．除外された診断は小さい文字にしました．結核とサルコイドーシスが新たな鑑別診断に挙がっているので，色を少し変えてみました．2パターン作ってみました（スライド26, 27）．

鑑別診断を絞ると

膠原病	SLE脊椎関節炎，Behçet病，RA
消化器疾患	炎症性腸疾患，セリアック病
感染症	ヘルペス感染，HIV感染，溶連菌感染　結核
皮膚疾患	SJS，天疱瘡，扁平苔癬
薬剤性	MTXなどの免疫抑制薬
その他	ビタミンB_{12}・葉酸・鉄欠乏性貧血 自己炎症性疾患（PFAPA）　サルコイドーシス

27 After

g. 検査結果と確定診断

検査結果

- 血算：
  - WBC 9,800（分画正常） Hb 10.2 Hct 30.7 Plt 31.7
- 生化学
  - Na 139 K 4.4 Cl 96 BUN 9.7 Cr 0.6
- **CRP 2.1mg/dL, ESR 40mm/h**
- 尿検査正常　尿蛋白なし
  - 尿中クラミジアPCR陰性
- HIV陰性，TSPOT陰性
- ANA&SSA抗体陰性，ASLO & ASK正常，C3,C4軽度上昇

28 Before

[28] 確定診断のために行われた血液検査などの結果です．このスライドはかなりゴチャゴチャしていますね．その原因は2つです．入れ子の箇条書きになっていること，検査値が見づらいことです．原則7に従って表にしつつ，「数値＋単位」の数値は太く大きくし，単位は細く小さくするとよいです．

血算	WBC **9,800** /μL（分画正常），Hb **10.2** g/dL, Hct **30.7** %, Plt **31.7** ×10⁴/μL
生化学	Na **139** mEq/L, K **4.4** mEq/L, Cl **96** mEq/L, BUN **9.7** mEq/dL, Cr **0.6** mg/dL
炎症反応	CRP **2.1** mg/dL, ESR **40** mm/h
尿検査	正常，尿蛋白なし，尿中クラミジアPCR陰性
感染症	HIV (−), TSPOT (−)
免疫	ANA & SSA抗体 (−), ASLO & ASK 正常 **C3, C4 軽度上昇**
CXR	正常

29 After / **30 After**

血算	WBC **9,800** /μL（分画正常），Hb **10.2** g/dL, Hct **30.7** %, Plt **31.7** ×10⁴/μL
生化学	Na **139** mEq/L, K **4.4** mEq/L, Cl **96** mEq/L, BUN **9.7** mEq/dL, Cr **0.6** mg/dL
炎症反応	CRP **2.1** mg/dL, ESR **40** mm/h
尿検査	正常，尿蛋白なし，尿中クラミジアPCR陰性
感染症	HIV (−), TSPOT (−)
免疫	ANA & SSA抗体 (−), ASLO & ASK 正常 **C3, C4 軽度上昇**
CXR	正常

31 After / **32 After**

[29]～[32] この2つを活かしてスライドを作り直してみました．これでかなり見やすくなったはずです（スライド29, 30）．さらに強調するところのフォントを大きくしてみるのもよいかもしれません（スライド31, 32）．えっ？　タイトルの「検査結果」がなくなってるよって？　文字を大きくして1枚に収めるために削除しました．検査結果ということは誰でもわかるので，プレゼンのスライドではなくてもよいです．

鑑別診断は，さらに絞り込まれて，Behçet病，炎症性腸疾患，鉄欠乏性貧血が残ったようです．

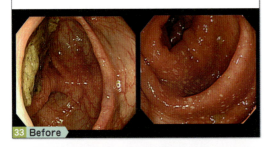

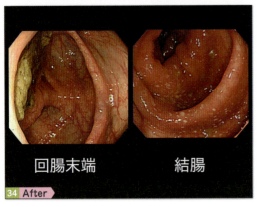

33 そこで，大腸カメラが行われました．もし内科医がこの写真を見れば，腸管のどの部位をうつしているのかや，小潰瘍が多発しているのもすぐわかるというのなら，「大腸カメラ施行，回腸末端や結腸に小潰瘍多発」という文字情報は不要だと思います．写真を見せながら説明される方が，聴衆はずっと心地よいはずです．

34 文字情報を提示するとすれば，カメラがうつしているのが腸管のどの部位を提示するだけでよいのではないかと思います（注意：うつしている部位として，「回腸末端」と「結腸」という文字情報を勝手に入れましたが，これが正しいのかどうかは私にはわかりません．間違っていたら，ごめんなさい）．

　元のスライド33では，写真の背景を黒，文字情報の背景は白に設定されています．写真と文字情報を同時に提示する場合には，有効な方法の1つです．修正後のスライド34では，文字情報は部位だけですので，スライド全体の背景と写真の背景を一致させて（黒にして），ホワイトスペースを確保しました（原則9）．

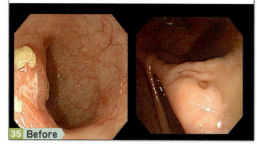

35 ここまでの検査結果で,腸管Behçet病と診断確定し,ステロイド投与が開始されました.治療内容と治療後の大腸カメラの所見が示されています.全然悪くはありません.

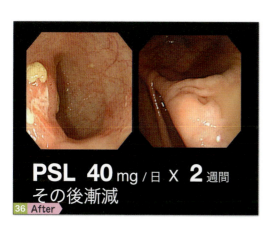

36 37 修正するとすれば,文字情報を減らすこと(原則1)ぐらいでしょう.ほぼ病変が消失しているのは写真を見ればわかるので削除してみました.2パターン作ってみました(スライド36, 37).

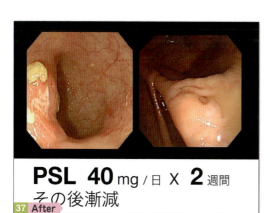

h. 治 療

診断と治療

- Behçet病に伴う結節性紅斑
- 腸管Behçet病
  - ステロイドに対する反応良好
  - その後もサラゾスルファピリジンおよびコルヒチンを開始しステロイドをすみやかに減量中止

38 Before

38 確定診断と治療についてのスライドです．スモール・グループでの症例提示なので，考察や結論はなく，診断とどのような治療をしたかの経過だけがまとめられています．one slide one message（1枚のスライドではメッセージは1つ）の原則に従えば，診断と治療を別のスライドにするのもよいかもしれません．治療は，腸管Behçet病に対してのものだったのでしょう．結節性紅斑も，ステロイド投与できっと軽快したのでしょう．

- **Behçet病** に伴う **結節性紅斑**
- **腸管Behçet病**

↓

- **ステロイド**に対する反応良好
- その後も**サラゾスルファピリジン**および**コルヒチン**を開始し，ステロイドを減量中止

39 After

39 特に修正が必要というわけではありませんが，文字を大きくするのがよいですね．

Ⅱ 結節性紅斑をきたす疾患の鑑別診断を中心としたケースカンファレンス

　この先生のスライドは，私が見た内科系のプレゼンのスライドの中では秀逸です．紙面の都合で，元のスライドの一部分が提示できないので，発表のストーリーが少々わかりにくいかもしれません．オリジナルの発表は，整形外科医の私が見ても理解しやすい素晴らしいスライドです．これ以上の改善は不可能に思えますが，チャレンジすることにします．

a. 現病歴

症例　20歳台　男性

- 主訴：発熱，頭痛
- 既往歴：16歳時に外傷性右網膜剝離
- 現病歴：
  - 約3年前に40℃台の発熱を繰り返し，精査目的で近医の大学関連病院へ入院．経過観察したが，入院後は発熱せず，経過観察となった．
  - 入院約1ヵ月前に42℃の発熱，皮疹が出現した．いったん解熱した．
  - 入院約2週間前に頭痛，頸部リンパ節の軽度腫脹を自覚し，精査加療目的で入院となった．

40 Before

40 色使いも文字の大きさも問題はありません．文字数はやや多いですが，細い明朝体が用いられているので読みにくくはありません．フォント選びの基本は，視認性（見やすさ）を優先する場合には「太めのゴシック体・サンセリフ体」が有利で，可読性（読みやすさ）を優先する場合には「細めのゴシック体・サンセリフ体」が有利になります（原則2）．

20歳台　男性

主訴：発熱，頭痛
既往歴：外傷性右網膜剥離（16歳）
現病歴：

約 **3** 年前　40°C 台の発熱を繰り返し，入院精査，原因不明で，経過観察．

約 **1** ヵ月前　42°C の発熱．皮疹が出現したが，解熱した．

約 **2** 週間前　頭痛，頸部リンパ節の軽度腫脹を自覚．

41 After

[41] 修正後のスライド41では，文字数を少し減らし，また視認性を優先してゴシック体を採用しています．それでも文字数は比較的多いので，細めのゴシック体を使用しました．症例報告でも数例の報告なら，各症例を区別するために症例番号が必要になりますが，1例での報告では，第1章でも紹介しましたが「症例に決まってるから，スライドに『症例』なんてのは不要だ」と内科系の先生がおっしゃっていました．このご意見を採用しましょう．

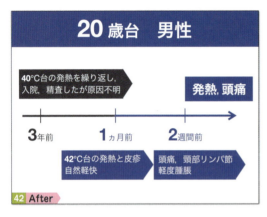

[42] 短い病歴なら，時系列の図にすることも可能です．わかりやすさは格段によくなります．

b. 問　診

スライド43　問診（Before）
- アレルギー：特記事項なし
- 嗜好：喫煙なし　飲酒　機会飲酒
- 職業：居酒屋の調理師
- 生活歴：母親と2人暮らし
- サプリメント・常用薬：なし
- ペット：ネコを7年間飼育, 咬傷なし
- 海外渡航歴：6ヵ月以内になし
- 性交渉歴：特記事項なし

43 問診から得られた情報をまとめたスライドです．文字の大きさも十分に大きいので，見づらくはありません．

スライド44　問診（After）

● アレルギー	特記事項なし
● 嗜好	喫煙（−）, 機会飲酒
● 職業	居酒屋の調理師
● 生活歴	母親と2人暮らし
● サプリメント・常用薬	なし
● ペット	ネコを7年間飼育, 咬傷（−）
● 海外渡航歴	6ヵ月以内なし
● 性交渉歴	特記事項なし

44 45 「入れ子の箇条書き」ですから，いつものように原則7に従って表にしてしまいましょう．2パターン作ってみました（スライド44, 45）．

スライド45　問診（After）

● アレルギー	特記事項なし
● 嗜好	喫煙（−）, 機会飲酒
● 職業	居酒屋の調理師
● 生活歴	母親と2人暮らし
● サプリメント・常用薬	なし
● ペット	ネコを7年間飼育, 咬傷（−）
● 海外渡航歴	6ヵ月以内なし
● 性交渉歴	特記事項なし

Ⅱ　結節性紅斑をきたす疾患の鑑別診断を中心としたケースカンファレンス

c．身体所見

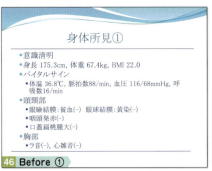

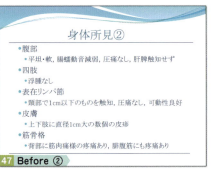

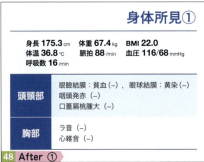

46 47 身体所見①・②の2枚に分けられています．文字を大きく提示するために，このようにスライドの枚数を増やすというのは理に適っています．「入れ子の箇条書き」ですが，大項目と小項目が非常にバランスよく配置されているため，見づらさはいくぶん解消はされています．

48 49 それでも「表」にする方が視認性は改善されます．「数値＋単位」は，数値を太く大きくし，単位は細く小さくするというテクニックを用いるのがよいと何回も説明していますね．重要な陽性所見にアクセント色を用いてみましょう．

このように身体所見や鑑別診断を表にしてしまうという方法を，内科系の先生に提案すると，面白いことにみなさん最初はかなり驚かれます．続いて，やってみよう派と，ちょっと私には無理派に分かれます．読者のみなさんはどちらでしょうか？

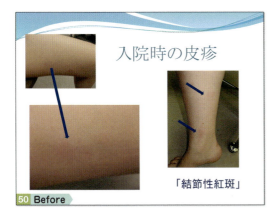

50 最初のケースも結節性紅斑でしたから，2例続けての結節性紅斑です．注目してほしいところに矢印などを入れるかどうかです．

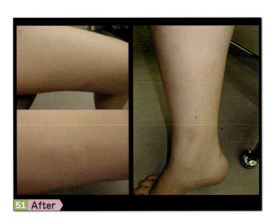

51 52 先の例でも説明しましたが，本来はポインターなどで指し示しながら，言葉で伝えるのがよいのですが，この写真は少しわかりづらいので，矢印はありかなとも思います．

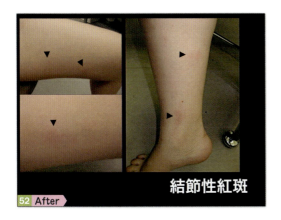

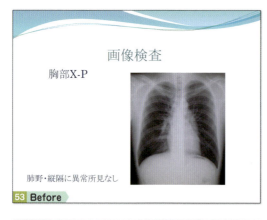

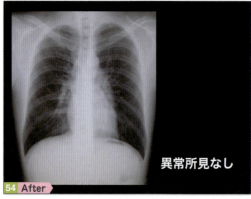

53 胸部単純X線写真です．X-Pという略語（？）がよいのかどうかという議論はさておいて，このスライドはいただけませんね．何がいけないかというと，このスライドが胸部単純X線写真であることはあまりに自明だからです．無駄な言葉を入れずに，画像そのものを大きく見せることが大切です．

54 X線像は背景を黒にするとホワイトスペースがとれて見やすくなります．修正スライドに「異常所見なし」と書き入れましたが，これも本来は不要で，発表者が話せばよいですね．内科系では，陰性所見も必ず提示するという暗黙のルールがあるようです．異常所見がない胸部単純X線写真は整形外科ならおそらく提示しないでしょう（笑）．

d. problem list（プロブレムリスト）

Problem List
- 繰り返す発熱（42℃）
- 結節性紅斑
- 頸部リンパ節腫脹
- 背部痛，腓腹筋痛
- 頭痛

55 Before

Problem List
・繰り返す発熱（**42** ℃）
・結節性紅斑
・頸部リンパ節腫脹
・背部痛，腓腹筋痛
・頭痛

56 After Step 1

Problem List
・繰り返す発熱（**42** ℃）
・結節性紅斑
・頸部リンパ節腫脹
・背部痛，腓腹筋痛
・頭痛

57 After Step 2

この後，スクリーニング検査として血液検査・尿検査が実施され，CRP値が 3.7 mg/dL と高値を示した以外は，特に大きな異常所見がありませんでした．55〜57 これまでの情報から，プロブレムリストが挙げられました．元のスライド55でも全く問題はありません．会場の広さにもよりますが，私は大きな文字を使うようにしています．しかし，あまりに大きくしすぎると，かえって窮屈になってしまいます．スライド56が見づらい原因は2つです．1つ目は，スライドの端と文字との間が狭くなってしまっているマクロ・ホワイトスペースの問題です．マクロ・ホワイトスペースがしっかりとれていないと窮屈になってしまいます．もう1つは，文字を大きくしすぎたために，行間が狭くなってしまっているマイクロ・ホワイトスペースの問題です．文字の高さを1.0とした場合には，行間設定はその0.5〜0.7倍にするのが最も見やすくなります．スライド56では，文字を大きくしすぎたために行間が狭くなり窮屈になってしまいました．スライド57のバランスがよいと思います．

e. 結節性紅斑の解説

結節性紅斑
- 真皮および皮下脂肪組織の炎症性の反応
  - 早期は炎症と出血
  - 晩期は巨細胞出現と肉芽腫性変化
- 分布
  - 下腿に多い
  - 時に腕, 体幹にも出現
- 性状
  - 大きさは1cm以下から数cm大
  - 圧痛を伴う
  - 紫色から紅色を呈する
- 好発年齢・性
  - 15〜30歳, 女性
- 原因
  - 感染性と非感染性あり

58 Before ①

結節性紅斑をきたす疾患(1)
- Idiopathic
  - up to 55%
- Drugs
  - 3% to 10%
    - Sulfonamides
    - Penicillins
    - Oral contraceptives
    - Gold salts
    - Prazosin
    - Aspirin
    - Bromides
- Sarcoidosis
  - 11% to 25%
- Cancer
  - usually lymphoma
- Systemic lupus erythematosus
- Ankylosing spondylosis
- Reactive arthropathies
  - sometimes associated with inflammatory bowel disease

Densen P. Complement. in: Mandell D et al. eds. Principles and practices of infectious diseases 7th ed. 77-98, 2009. を参考に作成

59 Before ②

結節性紅斑をきたす疾患(2)
- Infections:
  - Viruses
    - Herpesvirus
      - CMV
      - EBV
      - HSV
    - Hepatitis B
    - Hepatitis C
    - HIV
    - Parvovirus B19
  - Fungi
    - *Trichophyton verrucosum*
- Bacteria
  - *Streptococcus pyogenes*
    - 28% to 48%
  - *Salmonella* spp.
  - *Yersinia* spp.
  - *Chlamydophila* spp.
    - psittasi, pneumoniae
  - *Chlamydia trachomatis*
  - *Mycoplasma pneumoniae*
  - *Neisseria* spp.
    - gonorrhoeae, meningitidis
  - *Treponema pallidum*
  - *Bartonella henselae*
  - *Mycobacterium* spp.
    - leprae, tuberculosis

60 Before ③

58〜60 ここから, 結節性紅斑についての説明と鑑別診断に進んでいきます.

まず, 結節性紅斑についての概要が示され (スライド58), 続いて鑑別診断のために原因が列挙されます (スライド59, 60).

鑑別診断から確定診断に至るプロセスは, 内科の醍醐味ではないかなと常々思っています.

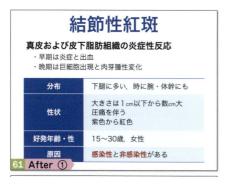

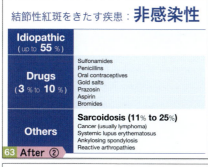
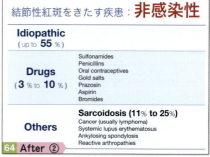

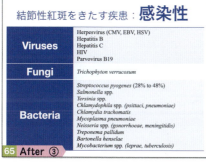
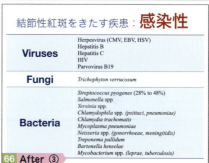

61～66 入れ子の箇条書きは表にしてしまいましょう．各スライド2パターンずつ作ってみました．

　元のスライド58～60にはきれいな背景がテンプレートとして使用されていますが，多くの情報を提示すべき場合には背景の装飾が邪魔になることがあります．元のスライド59, 60でも，「結節性紅斑をきたす疾患」というタイトルが，装飾部と一部重なっていますね．このスライドでは，そんなに見づらくはありませんが，装飾を取っ払ってしまって視認性・可読性を向上させてみるという方法もあ

ります．スライドのタイトルそのものを削除してしまう方がよい場合もあります．鑑別診断は2枚のスライドから構成されていますが，よく見ると非感染性のものと感染性のものに分かれていますので，タイトルを入れるとすればそこを強調するのがよいと思います（スライド63～66）．

f．血液検査結果

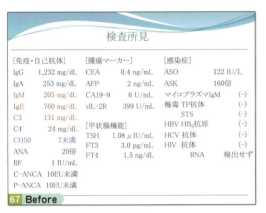

67 確定診断に向かって血液検査が追加されました．その結果です．内科系の発表では，血液検査結果を提示することは頻繁にあるようです．鑑別診断にとっては，陰性所見も重要なので，提示するデータがすごく多くなっています．特に，発表者と聴衆が相互に討論を進めるような場合には，データが多くなります．全体を示してから陽性所見だけをまとめるという手法も有効かもしれません．全体を示す場合には，これまで何度も出てきましたが，「数値＋単位」を表示する時の基本に従って，数字を太く大きく，単位は細く小さくがよいです．

68 このようにすると，数値の羅列になってしまいがちな検査データのスライドも少しは見やすくなります．

g. 入院後経過

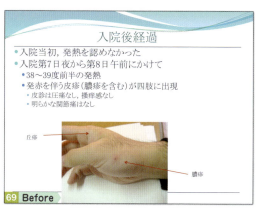

69 入院後に発熱と四肢に皮疹が出現しました．その時の皮疹（丘疹と膿疹）の写真です．臨床写真は，できるだけ大きく表示するのが大切です．背景にある装飾で表示領域が狭くなっています．また，装飾の下線が写真に干渉しています．

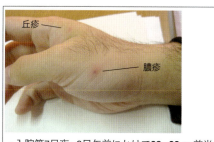

70 写真を大きくしました．「丘疹」と「膿疹」は，スライドに入れるよりもポインターで指し示して解説する方がよいかもしれません．

Ⅲ 2型糖尿病における慢性腎臓病とメタボリック症候群の血管障害リスク因子

ポイントとなるスライドのみを修正してみましょう．修正前のスライドは，1枚の中の情報量がものすごく多く，ひょっとしたら，発表された研究会や学会でスライドの枚数に制限があったのかもしれません．

a. 研究背景と目的

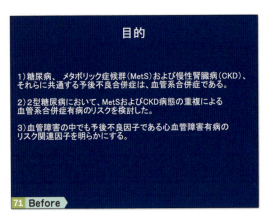

71 このスライドでは，1) 研究の背景，2) と 3) が研究目的ということなるのでしょうか？「〜を検討すること」は，本来は目的ではありません．「〜を検討して，何かを明らかにすること」が目的ですね．

研究の背景から目的までの流れは，どの研究でもほとんど同じで，1) 背景（＝既知のこと），2) 未知のことを提示，3) 未知のことを明らかにしよう（＝目的）です．それに従えば，この研究は，「糖尿病，メタボリック症候群，慢性腎臓病に共通する予後不良因子は，血管系合併症である」（＝既知のこと，背景）．そして，2型糖尿病患者が，メタボリック症候群や慢性腎臓病を合併すると，血管系合併症有病リスクが上がりそうだけど，たぶんまだはっきりとした結果は出ていない（＝未知のこと）．そこで，そのリスクを調べるため，血管系合併症の中でも予後不良因子の親玉である心血管障害の有病率を明らかにすることにした（＝目的）という流れです．

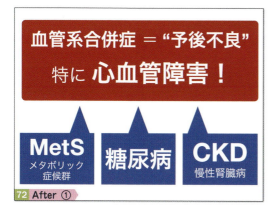

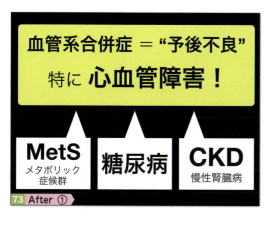

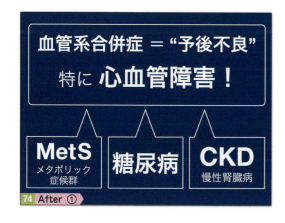

72〜74 研究背景と目的を2枚のスライドに分け，原則4に従いシンプルな白，黒の背景と，昭和の香りがするブルースライドの3パターンを作ってみましょう．

まず，研究背景の説明です．スライドの中に，「糖尿病，メタボリック症候群，慢性腎臓病に共通する予後不良因子は，血管系合併症である」と文で書いてもよいのですが，発表者のトークをそのまま文字にするよりも，背景としてはこんな感じの方がよいと思います．メタボリック症候群をMetS，慢性腎臓病をCKDという略語を用いてこの後のスライドを展開していきますので，最初の背景説明のスライドで，略語を定義しておくのがよいですね．

目　的

MetS および CKD の重複による，
① 血管系合併症有病のリスク
② 心血管障害有病のリスク関連因子
を明らかにすること．

2型糖尿病

75 After ②

75〜77 次に目的です．研究背景と目的を2枚のスライドに分けたことで，文字を大きく表示することができるようになりました（原則1）．

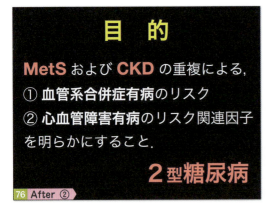

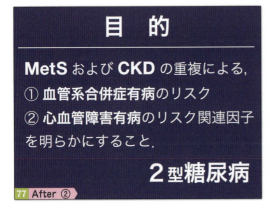

b. 対象および方法

> **対象および方法**
>
> 2008年1月～8月に受診，入院した2型糖尿病患者1,680例
> （男性： 1,316例，女性： 364例，罹病期間18.2±8.3年）を対象とした．
>
> MetS, CKD合併の有無で4群に分類し，
> ①4群における臨床所見および血管障害の頻度を比較検討した．
> ②血管障害（特に心血管障害）におけるMetSとCKDの関連性と
> MetSおよびCKDを構成する要素の中で心血管障害有病に与える因子
> を検討した．
>
> メタボリック症候群（Metabolic Syndrome：MetS）の定義：
> 　BMI≧25kg/m²を腹囲の代用として他の要素は従来の定義に従う．
> 慢性腎臓病（Chronic Kidney Disease：CKD）の定義：
> 　eGFR<60mL/min/1.73m² and/or　尿蛋白陽性
>
> 78 Before

78 このスライドは，シンプル・プレゼンの対極にあるような，昭和を感じさせる超ビジーなツッコミどころ満載のスライドです．

スライドは3つのパーツに分かれて提示されています．

最初のパーツは「対象」の説明で，2型糖尿病患者1,680例を対象としたことが示されています．

第2のパーツは「対象の群分け」と「解析方法」の説明です．対象とした2型糖尿病患者をメタボリック症候群（MetS）の有無と慢性腎臓病（CKD）の有無の組み合わせで4群に分けて，①4群における臨床所見と血管障害の頻度を比較し，②血管障害（特に心血管障害）におけるMetSとCKDの関連性とMetSおよびCKDを構成する要素の中で心血管障害有病に与える因子を検討したと，方法らしきものが提示されています．この第2パーツの①はなんとなく理解できますが，②はかなり難解な日本語でいったい何をやるのかさっぱりわかりません．

後から出てくる結果のスライドを見ると，②でやったことは2つです．1つ目の「血管障害（特に心血管障害）におけるMetSとCKDの関連性」とは，「MetSとCKDの両方を合併しない2型糖尿病患者に比べて，MetSやCKDを合併するとどのくらい心血管障害リスクが上がっていたかを調べること」のようです．そして，2つ目の「MetSおよびCKDを構成する要素の中で心血管障害有病に与える因子を検討」は，「MetSやCKDでは，腎機能障害，HbA1c値，蛋白尿，BMI（これが構成する要素）などの異常を伴うが，これらのうちどの要素が心血管障害の発生に影響していたのかを調べたようです．日本語を読んでもとても理解することはできません（内科医なら一発でわかるのでしょうか?!　無理だと思います）．

第3のパーツは本研究におけるMetSとCKDの定義が示されています．

そして，この発表スライドの最大の欠点は，研究デザインがさっぱりわからないことです．2008年1～8月に受診・入院した2型糖尿病患者1,680名をコホートとして心血管イベントの有無を（前向きに）調査したのでしょうか（前向きコホー

ト）？　たぶん違いますね．心血管イベントをアウトカムとして，後ろ向きに調査して糖尿病，MetS，CKDの有無を調べたのでしょうか（ケースコントロール）？　違いますね．はたまた，後ろ向きコホート研究？　違いますね．ということは，これは1回だけの調査だということです．要するに横断的探索研究です．2型糖尿病で受診，入院した患者さん1,680名を対象として，心血管イベントなどの血管障害が（現在か過去に）あったかなかったかを調べた．そして身長・体重，血圧，血液検査データ，eGFRなどを測定・計測し，これらのデータから対象とした患者さんが（今）MetSであるのか，（今）CKDであるのかを調べたということですね．

　ここまでくれば，この発表の研究デザインにはかなり無理があることが理解できますね．問題としているのは，ほとんど過去に起きていた心血管イベントなどの血管障害で，それに対して現在の糖尿病，MetS，CKDの状態を見ているのですから，原因と結果が反対なんですね．このあたりをはっきりさせるために，臨床研究の発表では必ず研究デザインを提示するように私は指導しています．スライド71の目的が非常にわかりづらく判じ物のようだったのは，こういうことが原因だったのかもしれませんね．目的のところで，「血管系合併症のリスク」とせずに「血管系合併症有病のリスク」としてあるのは，そのためだったのですね．ただし，本書はスライド作成がメイン・テーマですから，この研究の欠点には気づかなかったことにして進めることにしましょう．

対　象 **2型 糖尿病患者** '08年1月〜8月に受診・入院 **1,680例** （男性 1,316例／女性 364例） 罹病期間　18.2 ± 8.3 年 79 After ①	**対　象** **2型 糖尿病患者** '08年1月〜8月に受診・入院 **1,680例** （男性 1,316例／女性 364例） 罹病期間　18.2 ± 8.3 年 80 After ①
対　象 **2型 糖尿病患者** '08年1月〜8月に受診・入院 **1,680例** （男性 1,316例／女性 364例） 罹病期間　18.2 ± 8.3 年 81 After ①	**対　象** **2型 糖尿病患者** '08年1月〜8月に受診・入院 **1,680例** （男性 1,316例／女性 364例） 罹病期間　18.2 ± 8.3 年 82 After ①

79〜82 数字がいっぱい出てきますが，対象疾患（＝2型糖尿病）と患者数（＝1,680例）は最も重要な情報ですから，ここは強調すべきだと思います．

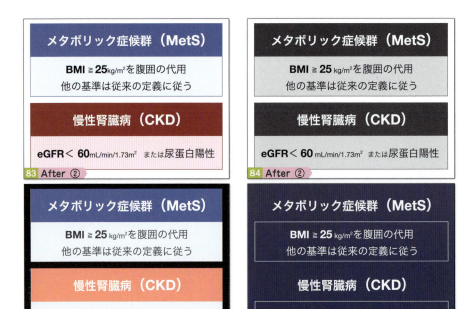

83〜86 本研究上での MetS と CKD の定義は別の 1 枚のスライドにしました．元のスライド 78 では入れ子の箇条書きになっていますので，表にしてしまいました．「数値＋単位」は数値は太く大きく，単位は細く小さくの原則を守っています．また，「メタボリック症候群（MetS）」，「慢性腎臓病（CKD）」はアイキャッチャーとして注目してほしいので太めのゴシック体を使用し，その説明文は，少し文字数があるので細めのゴシック体を使用しています（原則 2）．MetS を青，CKD を赤に設定してあるのは，後からの分類に合わすためです．白黒でも問題はありません．

87 MetS合併の有無と，CKD合併の有無で2×2の4群に分類して検討されています．このような群分けは，いろいろな研究で行われます．各群の名称のつけ方には注意する必要があります．論文でも大切なのですが，特に発表の場合は各群が何を表しているのかが簡単にわかるような名称でないと，そこから後ろの話に誰もついていけなくなってしまいます．元のスライドではA群，B群，C群，D群という名称になっています．これはとてもわかりづらい名称のつけ方です．後から「C群は……」と出てきても，聴衆には容易にC群が何だったのか思い出せません．「方法のスライドで群分けの名称とその内容は定義しているのだから，問題ないよ」と開き直ってはいけません．わかりやすいプレゼンを目指すのですから．

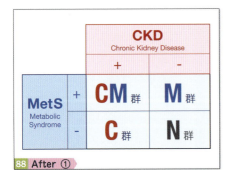
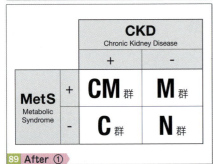
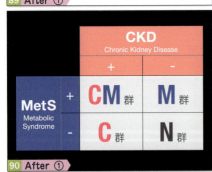
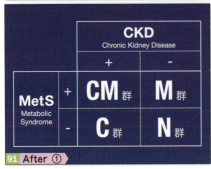
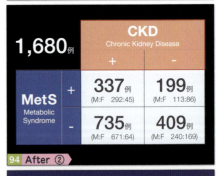

88～95 群の名称のつけ方と症例数を2枚のスライドに分けることにします．C群は，MetS はあるが，CKD はないという群です．後から出てきても，すぐには想起できないでしょう！　では，どのような名称にすればよいのでしょうか？MetS（＋）CKD（－）群とでもすれば，誤解なく伝わります．論文ならそれでもよいですが，スライドではこの略称は長くなりすぎます．というより，スライドに表示するだけなら問題ないのですが，この略称を使って説明しなければなりません．発音するのが大変でしょう．そこで，それぞれの疾患の頭文字をとって，両方を合併する群を CM 群，CKD のみを合併する群を C 群，MetS のみを合併する群を M 群，ともにない群を negative あるいは non の頭文字をとって N 群としてみたらどうでしょう（スライド88～91）．少なくとも A，B，C，D 群よりはわかりやすいと思います．頭文字で C（＋）M（－）群なんていう呼び方はどうでしょうか？　これも発表者が発音しにくいので，よくないと思います．CKD を赤，MetS を青にして群の名称のつけ方を示してもよいし（スライド88, 92），白黒表示しても問題はありません（スライド89, 93）．色を鮮やかにしたもの（スライド90, 94），スライドにそんな時間をかけられないと批判される忙しい先生もいらっしゃいますので，ブルースライド（スライド91, 95）も作ってみました．

C．結果のグラフ

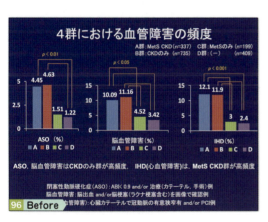

96 MetS と CKD の合併の有無と，血管病変・心血管病変の発生頻度との関係を示した結果のグラフです．このスライドは1枚の中に3つのグラフが並べられています．3つのグラフの傾向はほとんど変わりませんから，3つを並べても悪くはないと思いますが，1つずつのグラフが小さくなるので少々見づらいです．先に指摘したように，A，B，C，D 群という群分けは，グラフを見た時にそれが何を示す群なのかをすぐには想起できません．このスライドの右上に凡例は表示されていますが，対応させるのが大変ですね．また，グラフの色も4色が使われていて，どこを強調したいのかがわかりにくいです．閉塞性動脈硬化症

（ASO），脳血管障害，心血管障害（IHD）の定義は，本来は方法で提示すべきものですね（もちろん，思い出してもらうために，このグラフのスライドに入れておくのなら悪いことではありませんが）．

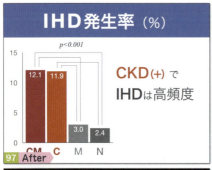

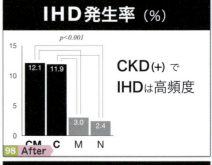

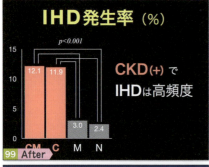

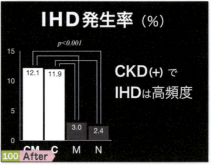

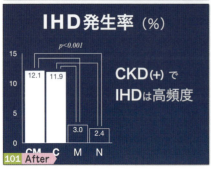

97〜101 元のスライドでは，ここで示した結果以外にも多数の検討が行われています．多くのグラフを表示する必要があったので，1枚のスライドに複数のグラフを配置する必要があったのだと思います．難しいところですが，少なくとも重要なグラフは大きく見せるのがよいと思います．修正後のグラフは，原則6に従って強調部分をアクセント色として，他の部分は地味なグレー系にしてあります．モノトーン（スライド100）とブルースライド（スライド101）も作ってみました．

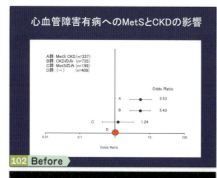
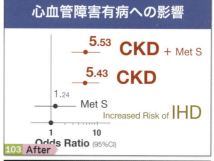
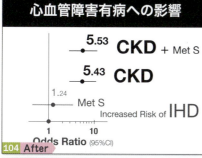
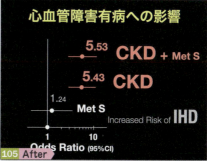
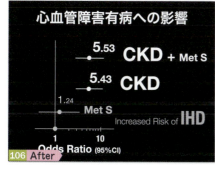
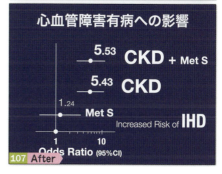

102 心血管障害有病への MetS と CKD の影響を検討したグラフです．2型糖尿病に MetS や CKD が合併すると，心血管障害有病となる危険性がどの程度高まるかをオッズ比で示したグラフです．この発表のキモになるグラフですね．このスライドでも凡例がグラフと離れていて，せっかくの結果がわかりにくくなっています．

103〜107 方法から結果まで，4群は MetS と CKD の頭文字を用いて群分けしてきたわけですが，修正後のグラフでは，よりわかりやすくするために略語をそのまま表示させました．おそらく3秒で理解できるグラフになったと思います．

Ⅳ 漢方薬による薬物性肝障害を疑う症例

　もう1つ内科系のプレゼンのスライドを修正してみましょう．これまでに出てきたテクニックの繰り返しが多いです．

a. 病　歴

108 紹介入院までの概要です．参加者に配布資料として渡すならパーフェクトなのですが，プレゼンのスライドとしては，文字が小さすぎることと，文字数が多すぎることの2つが大きな問題です．

症例

62歳，女性
【主訴】食欲不振，全身倦怠感
【現病歴】2013年以降十二指腸潰瘍で近医内科を通院していた．
2014年10月中旬から浮動性めまい，両耳難聴，右耳耳鳴が出現し，メニエール病疑いで近医耳鼻科でアデホス，メチコバール，柴苓湯を処方され，めまいなどの症状は1週間程度で改善した．以後，柴苓湯，メチコバールの内服は継続した．10月25日～28日まで濃い褐色の尿が出ており，11月3日頃より便色が薄くなる．11月6日頃より嘔気，食欲不振，全身倦怠感，易疲労感が出現した．11月11日に近所の人に目が黄色くなっていることを指摘され前医を受診した．採血でT-bil 8.4 D-bil 7.1, AST 1,456, ALT 1,374, γGTP 348, ALP 2,187を指摘され，11月12日の単純CT検査で膵頭部腫瘍が疑われたため，膵頭癌による閉塞性黄疸疑いで当院紹介受診となった．　精査加療目的で入院

飲酒歴：20～50歳　ビール中ジョッキ3杯/週2～3回，50歳～ワイン1杯/週2回，2013年6月～禁酒　喫煙歴：なし
既往歴：腎盂腎炎 (28歳)，十二指腸潰瘍 (2013年6月～)　頸椎ヘルニア症
輸血歴：なし
アレルギー：アレルギー性鼻炎
内服薬：ザンタック，メチコバール，ツムラ114柴苓湯
家族歴：前立腺癌 (父)，脳梗塞 (母)，腎性高血圧 (兄)

108 Before

62歳，女性

【主　訴】　食欲不振，全身倦怠感
【現病歴】
2013 ─ 十二指腸潰瘍で近医内科へ通院．
2014/10中旬 ─ 浮動性めまい，両耳難聴，右耳耳鳴
　　　　　　　アデホス，メチコバール，柴苓湯で症状改善
10/25～28 ─ 濃い褐色尿
11/3 ─ 便色が薄くなる
11/6 ─ 嘔気，食欲不振，全身倦怠感，易疲労感
11/11 ─ 目が黄色いことを知人に指摘され前医を受診
　　　　 膵頭部腫瘍による**閉塞性黄疸の疑い**で紹介受診

109 After

62歳，女性

【飲酒歴】	20～50歳，ビール中ジョッキ3杯/週2～3回
	50歳～ワイン1杯/週2回，58歳～禁酒
【既往歴】	腎盂腎炎 (28歳)，十二指腸潰瘍 (58歳～)
	頸椎ヘルニア
【輸血歴】	なし
【アレルギー】	アレルギー性鼻炎
【内服薬】	ザンタック，メチコバール，ツムラ114柴苓湯
【家族歴】	前立腺癌 (父)，脳梗塞 (母)，腎性高血圧 (兄)

110 After

---

109 110 プレゼンでは，見ればわかるものにタイトルは原則不要です．「年齢と性別が書いてあったら，症例に決まっている」とおっしゃった内科系の先生のご意見を採用しましょう．

　現病歴は，時系列に並べるのが基本です．「表にして罫線を消す」というテクニックを使います．現病歴とそれ以外の2枚に分けて，文字数を減らしました．元のスライド108に書かれていて，修正スライドにない部分は言葉で補いましょう．

　細かいことですが，飲酒歴と既往歴で，○○歳と表記されているところと，○年○月と表記されているところがあります．年齢に統一した方が親切ですね．

b. 身体所見

身体所見

身長 151.1cm, 体重 43.4kg, BMI 19.0
血圧 146/86, 脈拍 72, 体温37.4℃
意識状態 JCS:0 GCS:E4V5M6

頭頸部
　眼球結膜 黄染 (+) 眼瞼結膜 貧血 (-)
　口腔内潰瘍 (-)・扁桃腫大 (-)
　甲状腺腫大 (-)・圧痛 (-)
　頸部リンパ節腫脹 (-)
胸部
　肺野 lungs crackle (-) S1,S2,S3-,S4-
　心音 2/6 systolic murmur 4LSB
腹部
　平坦, 軟, 腸蠕動音正常
　腹部心窩部〜右季肋部に軽度の圧痛あり, 肝叩打痛なし
　肝臓4.5横指程度, 脾腫なし
四肢
　両側下腿浮腫なし, 関節腫脹なし, 手指や爪の異常なし

111 Before

111 大項目と小項目がタブを使って書き分けられている箇条書きです．重要な部分が赤色で強調されているので，わかりづらくはないです．

身長 **151.1** cm　体重 **43.4** kg　BMI **19.0** 体温 **37.4** ℃　脈拍 **72** /分　血圧 **146/86** mmHg 意識状態 JCS: 0　GCS: E4V5M6	
頭頸部	**眼球結膜 黄染 (+)**, 眼瞼結膜 貧血 (-) 口腔潰瘍 (-), 扁桃腫大 (-), 甲状腺腫大 (-), 圧痛 (-) **頸部リンパ節腫脹 (-)**
胸部	肺野 lungs crackle (-)　S1,S2,S3 -,S4 - 心音 2/6 systolic murmur 4LSB
腹部	平坦, 軟, 腸蠕動音正常 **心窩部〜右季肋部に軽度の圧痛 (+)**, 肝叩打痛 (-) 肝臓 4.5横指程度, **脾腫 (-)**
四肢	両側下腿浮腫 (-), **関節腫脹 (-)**, **手指や爪の異常 (-)**

112 After

112 113 いつものように表にしてみましょう．表にすることで行数が減ります．それによって文字を大きくできます．タイトルの「身体所見」も削除して，スライドいっぱいを使ってできるだけ大きな文字にしてみましょう．2パターン作ってみました．

身長 **151.1** cm　体重 **43.4** kg　BMI **19.0** 体温 **37.4** ℃　脈拍 **72** /分　血圧 **146/86** mmHg 意識状態 JCS: 0　GCS: E4V5M6	
頭頸部	**眼球結膜 黄染 (+)**, 眼瞼結膜 貧血(-) 口腔潰瘍 (-), 扁桃腫大 (-), 甲状腺腫大 (-), 圧痛 (-) **頸部リンパ節腫脹 (-)**
胸部	肺野 lungs crackle (-)　S1,S2,S3 -,S4 - 心音 2/6 systolic murmur 4LSB
腹部	平坦, 軟, 腸蠕動音正常 **心窩部〜右季肋部に軽度の圧痛 (+)**, 肝叩打痛 (-) 肝臓 4.5横指程度, **脾腫 (-)**
四肢	両側下腿浮腫 (-), **関節腫脹 (-)**, **手指や爪の異常 (-)**

113 After

c. 入院時血液検査所見

入院時採血

[末梢血]
WBC 3,900/uL
RBC 428万/uL
Hb 12.7g/dL
MCV 91fl
Plt 26万/uL

[凝固]
APTT 28.7sec
PT >100%
PT-INR 0.97
D-dimer 0.3μg/mL

[生化学]
TP 6.8 g/dL
ALB 4.1 g/dL
TB 9.8 mg/dL
D-Bil 6.9 mg/dL
I-Bil 2.9 mg/dL
AST 1,596 U/L
ALT 1,569 U/L
LDH 803 U/L
γGTP 328 U/L
ALP 2,122 U/L
AMY 106 U/L
BUN 8.8 mg/dL
CRTNN 0.64 mg/dL
Na 145.7mEq/L
K 3.8mEq/L
Cl 106 mEq/L
Ca 9.7mg/dL

CRP 0.06 mg/dL
血糖 109 mg/dL
HbA1c(N) 5.5
TC 247 mg/dL

[腫瘍マーカー]
CEA 2.1 ng/mL
CA19-9 22 U/mL
DUPAN-2 59 U/mL
Span-1 19 U/mL

114 Before

---

115 After / **116 After**

末梢血		生化学					
WBC	3,900 /μL	TP	6.8 g/dL	Na	145.7 mEq/L	K	3.8 mEq/L
RBC	428万 /μL	ALB	4.1 g/dL	Cl	106 mEq/L	Ca	9.7 mg/dL
Hb	12.7 g/dL	TB	9.8 mg/dL	CRP	0.06 mg/dL	血糖	109 mg/dL
MCV	91 fl	D-Bil	6.9 mg/dL	HbA1c(N)	5.5	TC	247 mg/dL
Plt	26万 /μL	I-Bil	2.9 mg/dL				
		AST	1,596 U/L				
凝固系		ALT	1,569 U/L	腫瘍マーカー			
APTT	28.7 sec	LDH	803 U/L	CEA	2.1 ng/mL		
PT	>100 %	γGTP	328 U/L	CA19-9	22 U/mL		
PT-INR	0.97	ALP	2,122 U/L	DUPAN-2	59 U/mL		
D-Dimer	0.3 μg/mL	AMY	106 U/L	Span-1	19 U/mL		
		BUN	8.8 mg/dL				
		CRTNN	0.64 mg/dL				

---

114 恐怖の血液検査所見です（笑）．凝固系検査と腫瘍マーカーも測定されています．このスライドは，かなり見づらいですね．

115 116 まず，検査の「項目－データ－単位」がはっきりと区別されていないので，そこを改善します．次に，「数値＋単位」は「数値を太く大きく，単位は細く小さく」のテクニックを使うことです．検査データ全体を見せた後に，重要な陽性所見を強調してみました．アニメーション効果を使ってもよいし，2枚のスライドに分けてもよいです．**スライド116**では，陰性所見はすべてこっそり細字にしてあります．

　検査データのスライドの作り方は，第3章（p142）で詳しく説明します．

d. 肝炎ウイルスと免疫系検査

入院時採血

【ウイルス】
[A型肝炎]
HA-IgG抗体<0.50, HA-IgM抗体<0.40
[B型肝炎]
HBs抗原(-), HBs抗体(-), HBc抗体(-), HBc-IgM抗体(-)
[C型肝炎]
HCV抗体(-), HCV-RNA未施行
[E型肝炎]
IgA-HEV抗体(-)
[サイトメガロウイルス]
IgM-CMV抗体(-), IgG-CMV抗体(+)
[EBウイルス]
EB抗VCA-IgM(-), EB抗VCA-IgG(+), 抗EBNA 40倍
【免疫】
IgG 1,180 mg/dL, IgA 260 mg/dL, IgM 35 mg/dL
抗核抗体<40, 抗ミトコンドリアM2抗体(-)

117 Before

ウイルス	
A 型肝炎	HA-IgG抗体<0.50, HA-IgM抗体<0.40
B 型肝炎	HBs抗原(–), HBs抗体(–), HBc抗体(–), HBc-IgM抗体(–)
C 型肝炎	HCV抗体 (–), HCV-RNA 未施行
E 型肝炎	IgA-HEV抗体 (–)
CM	IgM-CMV抗体 (–), IgG-CMV抗体 (+)
EB	EB抗VCA-IgM (–), EB抗VCA-IgG (+), 抗EBNA 40倍
免 疫	
IgG 1,180 mg/dL, IgA 260 mg/dL, IgM 35 mg/dL	
抗核抗体<40, 抗ミトコンドリアM2抗体 (–)	

118 After

ウイルス	
A 型肝炎	HA-IgG抗体<0.50, HA-IgM抗体<0.40
B 型肝炎	HBs抗原(–), HBs抗体(–), HBc抗体(–), HBc-IgM抗体(–)
C 型肝炎	HCV抗体 (–), HCV-RNA 未施行
E 型肝炎	IgA-HEV抗体 (–)
CM	IgM-CMV抗体 (–), IgG-CMV抗体 (+)
EB	EB抗VCA-IgM (–), EB抗VCA-IgG (+), 抗EBNA 40倍
免 疫	
IgG 1,180 mg/dL, IgA 260 mg/dL, IgM 35 mg/dL	
抗核抗体<40, 抗ミトコンドリアM2抗体 (–)	

119 After

117 本症例は，急性肝障害なので，ウイルス性肝炎と自己免疫性疾患を除外する必要があります．そこで，肝炎ウイルスと免疫系の検査が行われています．

元のスライド117は3段の入れ子の箇条書きですね．大項目が「ウイルス」と「免疫」，中項目が「各種肝炎ウイルス」，そして小項目が「検査結果」です．研究会・学会などの発表で，いかにこの入れ子の箇条書きがスライドに多用されているのかがうかがい知れますね．

118 119 当然，表にしましょう．2パターン作ってみました．

e. 入院時プロブレムリスト

入院時プロブレムリスト

#1 胆道系優位の肝機能障害
#2 膵頭部腫瘍の疑い

120 Before

入院時プロブレムリスト

#1 胆道系優位の肝機能障害

#2 膵頭部腫瘍の疑い

121 After

120 入院後の胸腹部のX線写真でも異常所見はありませんでした(スライドは省略).これに続いて,入院時のプロブレムリストとして,「#1胆道系優位の肝機能障害」と「#2膵頭部腫瘍の疑い」が挙げられています.

121 (膵頭部腫瘍の疑いがプロブレムリストとしてふさわしいかどうかは別にして)元のスライド120は読みやすいスライドです.しかし,文字を大きく中央に配置する方が見やすいですね.後のスライド130に同じような文字配置で,このプロブレムリストがもう一度出てきて,その時には#1と#2の下に別の表が出てくるので,このような文字配置にされていたのかもしれません.

f. 画像検査

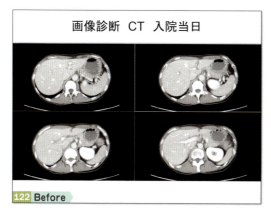

122 Before

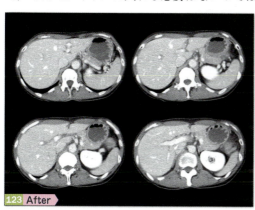

123 After

122 確定診断のために，まず腹部CTとEUS（endoscopic ultrasonography，超音波内視鏡検査）が実施されました．このような画像を提示する場合，X線，CT，MRIなどのタイトルをスライドに表示することが，整形外科の発表でもよくあります．しかし，私たちがこの写真をみればCTであることは自明なので，あえてタイトルに入れる必要はないのではないかと思います．

123 タイトルを除くことで，貼りつけた画像を大きく表示することもできます．また，文字がないことで，聴衆はより画像と発表者の話に集中できます．
「入院当日」という情報が確定診断などで重要であるなら，その情報はスライドに加えるべきです．

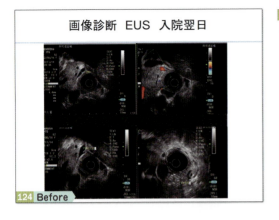

124 続いて EUS の画像スライドです．

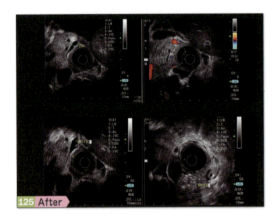

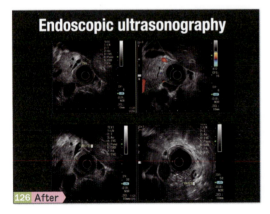

125 **126** EUS も同様にタイトルを除いて画像を大きくします（スライド125）．しかし，もし，このプレゼンが整形外科医に対して行われるなら EUS の正式名称「endoscopic ultrasonography」のタイトルは絶対必要です（スライド126）．私たち整形外科医は，この画像を見慣れていないので，パッと見て「何の写真？」って思ってしまうからです．略語を使う時には，注意すべきことですね．

g. 入院後経過

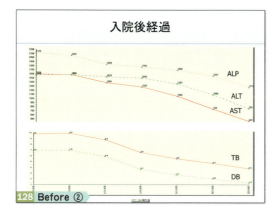

127 128 本例は，薬物性肝障害の可能性が高いと診断されます．原因薬剤として疑われた漢方薬を中止したところ，黄疸は改善し，検査値も順調に改善していきます．その経過が2枚のスライドで示されています．配布資料としてなら，文字情報で入院後の経過が説明されているこのスライドはわかりやすいのですが，プレゼンでは，発表者が語る内容と同じ内容が文字情報としてスライドに記載されていると，雑音になってしまいます．文字情報に集中してよいのか，図やグラフに集中してよいのかがわからなくなってしまうからです．そのため，発表者の語るトークに集中できなくなってしまいます．

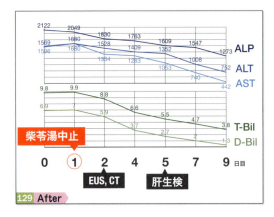

129 修正したグラフです．

シンプル・プレゼンでは，グラフも抑制をきかせて，多色は避けるべきなのですが，折れ線グラフの場合には多色（あるいは種類の異なる線）で表示せざるをえない場合が多いです．また，凡例とグラフが離れていると，逐一確認しながら「この線は○○のデータを示している線だから…」と考えなくてはなりません．これは非常にまずいです．各線が何を示すのかを線の近くに表示するのが基本です．元のスライド128はこれができています．

修正したスライド129では，検査値の推移を表すグラフと，入院後に行った検査，治療（＝漢方薬の中止）の関係を1枚のスライドにまとめてみました．このグラフを見せながら，入院後の経過を話せばよく理解できると思います．

h. 最終診断

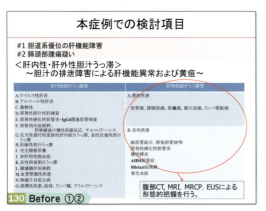
130 Before ①②

131 Before ③

診断と治療の流れです．

130 プロブレムリストとして「胆道系優位の肝機能障害」が挙がり，「肝胆汁の排泄障害による肝機能異常と黄疸」を鑑別する必要が出てきたので，「肝内性・肝外性胆汁うっ滞を呈する疾患」を列挙したというのがこのスライドが示していることです．

131 そして，肝外性のものは画像検査で否定．肝内性胆汁うっ滞をきたす疾患には，まれなものを含めればたくさんあるけれど，まずは頻度の高いウイルス性肝炎，薬物性肝障害，自己免疫疾患について検討した．その結果，柴苓湯による薬物性肝障害が原因で，被疑薬を中止したら軽快したというのが本症例の

入院時プロブレムリスト

#1 胆道系優位の肝機能障害

#2 膵頭部腫瘍の疑い

▼

肝内性・肝外性胆汁うっ滞

132 After ①

肝内性 胆汁うっ滞型	肝外性 胆汁うっ滞型
・ウイルス性肝炎 ・アルコール性肝炎 ・薬物性 ・原発性胆汁性肝硬変 ・原発性硬化性胆管炎 ・IgG4関連胆管病変 ・胆管消失症候群 ・肝移植後の慢性拒絶反応,サルコイドーシス ・先天性進行性家族性肝内胆汁うっ滞 　良性反復性胆汁うっ滞 ・妊娠性胆汁うっ滞 ・腫瘍随伴症候群 ・血管閉塞性疾患 ・移植片対宿主病 ・浸潤性疾患：結核,リンパ腫,アミロイドーシス	**悪性疾患** ・胆管癌,膵頭部癌,膨大部癌, 　リンパ節転移 **良性疾患** ・総胆管結石,術後胆管狭窄, ・原発性硬化性胆管炎 ・慢性膵炎 ・AIDS胆管症 ・Mirizzi症候群 ・寄生虫症

133 After ②

132 肝内性・肝外性胆汁うっ滞が肝機能障害の原因であることを示したスライドです．

133 元のスライド130の肝内性・肝外性胆汁うっ滞の鑑別診断の表は，文字の大きさが小さく読むのが大変です．確かに項目が多いので仕方ないとは思いますが，重要なところだけでも大きくしてみましょう．

134～136 本症例で行った鑑別診断と最終診断のスライドを3パターン作りました.

鑑別診断

胆道系疾患による**閉塞性黄疸**	腹部エコー，腹部CT，EUS所見から否定的
ウイルス性**肝炎**	症状，身体所見，血清学的検査から否定的
自己免疫性疾患	急性発症型AIHの可能性はあるが，入院後の臨床経過から可能性は低い
薬物性肝障害	**柴苓湯**による肝障害の報告多数

134 After ③

鑑別診断

胆道系疾患による**閉塞性黄疸**	腹部エコー，腹部CT，EUS所見から否定的
ウイルス性**肝炎**	症状，身体所見，血清学的検査から否定的
自己免疫性疾患	急性発症型AIHの可能性はあるが，入院後の臨床経過から可能性は低い
薬物性肝障害	**柴苓湯**による肝障害の報告多数

135 After ③

鑑別診断

胆道系疾患による**閉塞性黄疸**	腹部エコー，腹部CT，EUS所見から否定的
ウイルス性**肝炎**	症状，身体所見，血清学的検査から否定的
自己免疫性疾患	急性発症型AIHの可能性はあるが，入院後の臨床経過から可能性は低い
薬物性肝障害	**柴苓湯**による肝障害の報告多数

136 After ③

i. 考 察

考察

- 発症まで数週間という日数,内服中止後すみやかに肝胆道系酵素が改善傾向した点から,本症例では,アレルギー性の薬物性肝障害であったと考えられた.
- 柴苓湯は,肝障害や間質性肺炎の副作用が知られている黄芩・柴胡の両生薬を含む.特に,黄芩での報告が多く,五野らは,21例の肝障害症例の検討を行った報告で19例が黄芩を含む処方であったと報告している[1].伊藤らも,黄芩を含む漢方薬投与1,328例中13例(1.0%)に肝障害が認められたと報告している[2].黄芩を含む柴苓湯が本症例の原因薬剤である可能性は高いと考えられた.
- 漢方薬は複数の生薬から構成されており,共通生薬成分を含む漢方薬の再投与により再発する可能性がある.本症例でも,黄芩・柴胡のそれぞれの生薬に対するDLSTを施行してもよいかもしれない.

1) 五野由佳里ほか: 日東医誌 61: 828-833, 2010
2) 伊藤隆ほか: 日東医誌 61: 299-307, 2010

137 Before

柴苓湯(サイレイトウ)

サイコ	**柴胡**	チョレイ	猪苓
タクシャ	沢瀉	ニンジン	人参
ハンゲ	半夏	ブクリョウ	茯苓
オウゴン	**黄芩**	カンゾウ	甘草
ソウジュツ	蒼朮	ケイヒ	桂皮
タイソウ	大棗	ショウキョウ	生姜

肝障害,間質性肺炎

138 After ①

柴苓湯(サイレイトウ)

サイコ	**柴胡**	チョレイ	猪苓
タクシャ	沢瀉	ニンジン	人参
ハンゲ	半夏	ブクリョウ	茯苓
オウゴン	**黄芩**	カンゾウ	甘草
ソウジュツ	蒼朮	ケイヒ	桂皮
タイソウ	大棗	ショウキョウ	生姜

肝障害,間質性肺炎

139 After ①

---

137 このスライドも文字数が多いですね.配布資料としてお渡しするなら,全く素晴らしい内容です.しかし,このスライドを見せながらのプレゼンは,誰も聞いてくれないかもしれません.そこで,2枚にスライドを分けてみます.

138 139 まず1枚目で柴苓湯には12の生薬が含まれることを示し,その中でも柴胡(サイコ)と黄芩(オウゴン)には副作用として肝障害と間質性肺炎が報告されていることを述べればよいと思います(生薬は名前が読めないので,フリガナをつけてカンニングペーパーとしました).2パターン作ってみました.

黄芩（オウゴン）

漢方による肝障害
21例中19例に黄芩を含む
（五野ほか, 2010）

黄芩を含む処方
1,328例中13例1.0%に肝障害
（伊藤ほか, 2010）

140 After ②

黄芩（オウゴン）

漢方による肝障害
21 例中 **19** 例に黄芩を含む
（五野ほか, 2010）

黄芩を含む処方
1,328 例中13 例 **1.0** % に 肝障害
（伊藤ほか, 2010）

141 After ②

黄芩（オウゴン）

漢方による肝障害
21 例中 **19** 例に黄芩を含む
（五野ほか, 2010）

黄芩を含む処方
1,328 例中13 例 **1.0** % に 肝障害
（伊藤ほか, 2010）

142 After ②

140～142 次の2枚目で，特に黄芩による肝障害の報告が多いことを代表的な論文を2つ挙げて説明します（スライド140）．ここでも重要な数値は太く，単位は小さくが基本です．2パターン作ってみました（スライド141, 142）．

追加したい内容はトークで補いましょう．

j. 薬物性肝障害に関する一般的知識

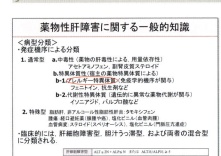

143 教育的な症例提示なので，ここから薬物性肝障害に関する一般論が展開されていきます．全部は出せないので，一部分のみを修正してみましょう．まずは，薬物性肝障害の病型分類です．コンパクトにまとまっていますが，文字数が多くなっていますね．もうお気づきでしょうが，発生機序による分類は，3段の入れ子の箇条書きになっています．まずは，これを表にしましょう．

144 〜 148 3段の箇条書きになっているため，大項目の「通常型」と「特殊型」を別々の表にする必要があります．配色を含めて5パターン示しておきましょう．3段の入れ子なので，表にしてもかなり複雑にはなりますが，箇条書きよりはかなり見やすいと思います．

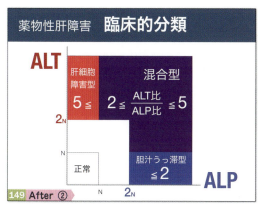

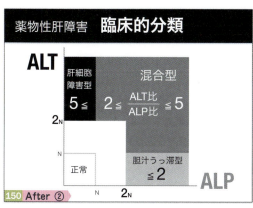

149 150 さて，元のスライド143では発症機序による分類に続いて，臨床的な分類も提示されています．これは，ALTとALPの検査データをもとに肝細胞障害型，胆汁うっ滞型，混合型の3つのタイプに分ける方法です．正常上限値の2倍をカットオフとして，ALT優位（肝細胞障害型）かALP優位（胆汁うっ滞型）かに分け，さらにALT比/ALP比が5以上（肝細胞障害型），2〜5（混合型），2以下（胆汁うっ滞型）に分けるようです．一見複雑なのですが，図にすると理解しやすいです．

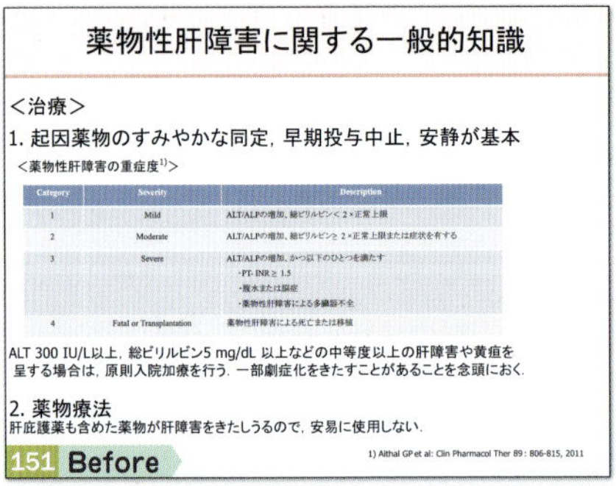
薬物性肝障害に関する一般的知識
<治療>
1. 起因薬物のすみやかな同定，早期投与中止，安静が基本
<薬物性肝障害の重症度1)>
Category Severity Description
1 Mild ALT/ALPの増加、総ビリルビン＜2×正常上限
2 Moderate ALT/ALPの増加、総ビリルビン≧2×正常上限または症状を有する
3 Severe ALT/ALPの増加、かつ以下のひとつを満たす
・PT-INR≧1.5
・腹水または脳症
・薬物性肝障害による多臓器不全
4 Fatal or Transplantation 薬物性肝障害による死亡または移植
ALT 300 IU/L以上，総ビリルビン5 mg/dL 以上などの中等度以上の肝障害や黄疸を呈する場合は，原則入院加療を行う．一部劇症化をきたすことがあることを念頭におく．
2. 薬物療法
肝庇護薬も含めた薬物が肝障害をきたしうるので，安易に使用しない．
1) Aithal GP et al: Clin Pharmacol Ther 89 : 806-815, 2011
151 Before

151 薬物性肝障害の治療についてのスライドです．

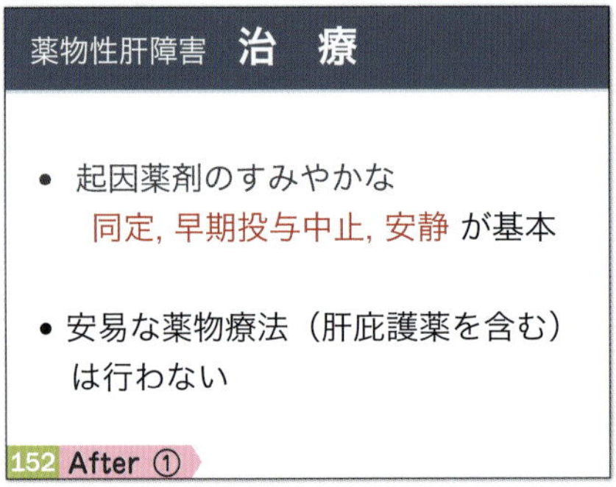
薬物性肝障害 治 療
• 起因薬剤のすみやかな
同定, 早期投与中止, 安静 が基本
• 安易な薬物療法（肝庇護薬を含む）
は行わない
152 After ①

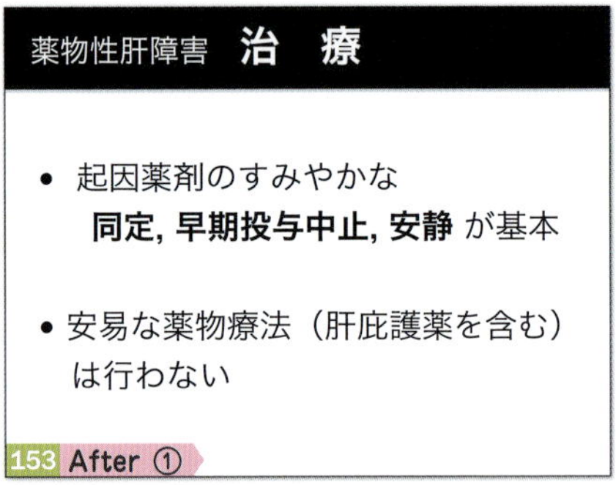
薬物性肝障害 治 療
• 起因薬剤のすみやかな
同定, 早期投与中止, 安静 が基本
• 安易な薬物療法（肝庇護薬を含む）
は行わない
153 After ①

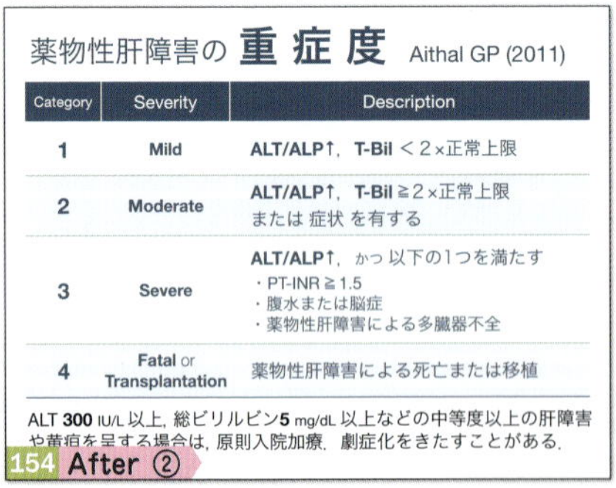
薬物性肝障害の 重 症 度 Aithal GP (2011)
Category Severity Description
1 Mild ALT/ALP↑，T-Bil＜2×正常上限
2 Moderate ALT/ALP↑，T-Bil≧2×正常上限
または 症状 を有する
3 Severe ALT/ALP↑，かつ 以下の1つを満たす
・PT-INR≧1.5
・腹水または脳症
・薬物性肝障害による多臓器不全
4 Fatal or Transplantation 薬物性肝障害による死亡または移植
ALT 300 IU/L 以上，総ビリルビン5 mg/dL 以上などの中等度以上の肝障害
や黄疸を呈する場合は，原則入院加療．劇症化をきたすことがある．
154 After ②

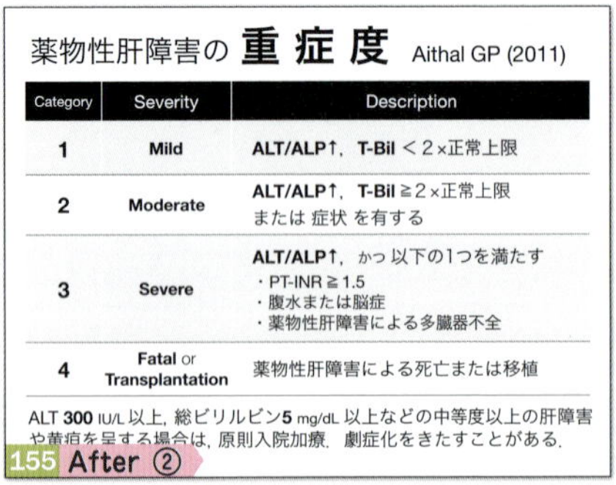
薬物性肝障害の 重 症 度 Aithal GP (2011)
Category Severity Description
1 Mild ALT/ALP↑，T-Bil＜2×正常上限
2 Moderate ALT/ALP↑，T-Bil≧2×正常上限
または 症状 を有する
3 Severe ALT/ALP↑，かつ 以下の1つを満たす
・PT-INR≧1.5
・腹水または脳症
・薬物性肝障害による多臓器不全
4 Fatal or Transplantation 薬物性肝障害による死亡または移植
ALT 300 IU/L 以上，総ビリルビン5 mg/dL 以上などの中等度以上の肝障害
や黄疸を呈する場合は，原則入院加療．劇症化をきたすことがある．
155 After ②

152〜155 元のスライド151では①起因薬物のすみやかな同定，早期投与中止，安静が基本で，②肝庇護薬を含めて薬物が肝障害をきたしうるので安易に使用しない，の2点を説明しつつ，薬物性肝障害の重症度分類が提示されています．重症度分類は内容が細かいので別のスライドにしました．

第 3 章

よく使うテクニック

本章では，スライド作成時のより実践的なテクニックについて説明したいと思います．内容の一部は，メディカルトリビューン社のウェブサイト（https://medical-tribune.co.jp/）で，2015年1月から2017年1月まで連載した『欣ちゃんのプレゼン道場　グンとよくなる驚きの技』の内容を修正・加筆しています．よろしければ，そちらのサイトもご覧になってください．

I　タイトル画面の工夫

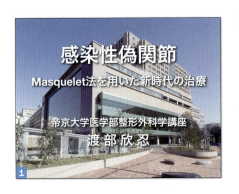

1 タイトルのスライドです．演題のタイトルスライドにご自身が勤務されている病院や研究所の写真を入れる先生がよくいらっしゃいます．立派な病院や新しい病院だと見せたくなるのが世の常人の常ですね．悪いことではないと思うのですが，施設の写真をスライド全面に貼りつけ，そこに演題タイトルを入れると，どうなるか？　多くの場合，文字が読めなくなってしまいます．本末転倒というところですね．このスライドもそうです．では，施設の写真を貼りつけつつ，文字が読めるスライドにするにはどうすればよいか？　3つくらいの解決策があります．

a. 袋文字を使う

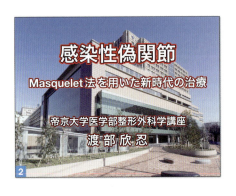

2 袋文字は，文字装飾の1つで，輪郭線だけがある文字のことをいいます．チラシなどによく用いられています．PowerPointで袋文字を作るのは比較的簡単です．ここには書きませんが，ネットで検索してくだされば，作成方法は容易に見つかるはずです．Keynoteにはこの機能がないので，Illustratorを用いて作成するしかありません．

写真を全画面に貼りつけた上に袋文字でタイトルを表示したのが，このスライ

ドです．何とか文字は読めるようになりますが，写真の色と文字が重なって，まだまだ見づらく，その効果は限定的ですね．

b．不透明度を設定したスクリーンを写真の上に貼りつける

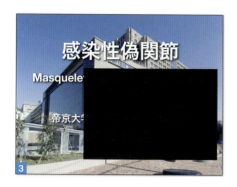

3 まず，図形ツールで黒塗りの長方形を作ります．

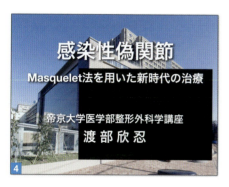

4 この黒塗り長方形を背景の写真とタイトルの文字との間のレイヤーに配置します．

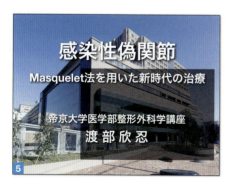

5 続いて，黒塗り長方形の塗りの不透明度を70％くらいに設定します．これにより背景の写真が，黒塗り長方形から透けて見えるようになります．

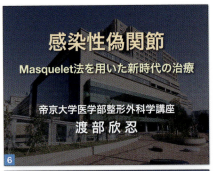

⑥〜⑧ 黒塗り長方形をスライド全面を覆うように拡大します．タイトルに文字色つけてみました．不透明度を70%（スライド6），60%（スライド7），50%（スライド8）の3種類で作成してみました．

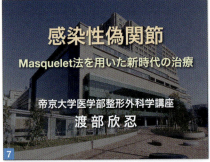

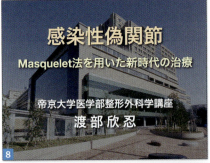

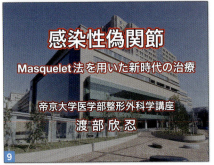

⑨ a．と b．のテクニックを組み合わせるという手もあります．

c. 写真の縮小やトリミングで文字領域を確保する

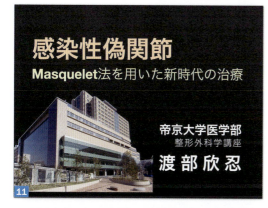

10 この方法が最も簡単かつ有効です．まずは，写真を小さくして背景を黒にしてみました．

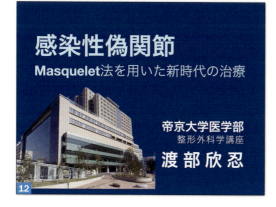

11 12 もう一工夫するとすれば，アルファ機能を用いて貼りつけた写真の背景を消してしまう方法です．こうすることで，写真の背景とスライドの背景が一体化して，ホワイトスペースが上手にとれます．黒と青の2色の背景でタイトルスライドを作ってみました．面倒そうですが，実はとっても簡単なテクニックです．

Ⅱ 検査データの作り方

検査データの提示は，内科系の発表では頻繁に出てくるので，見やすいスライドの作り方を詳しく説明することにします．

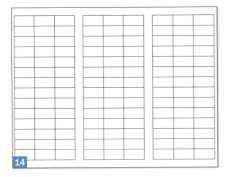

13 このような検査データを表示する場合には，KeynoteやPowerPointの表作成機能を利用するのが楽です．

14 この入院時の採血データでは，CBC，凝固系，生化学，腫瘍マーカーと4つについて測定されています．このうち，生化学のデータが最多で21項目あります．これを1列で表示しようとすると，22行必要で数値データの大きさが少し小さくなってしまいます．そこで，元の**スライド13**と同様に生化学データは2行にすることにし，表の行数を14行にします．3列×14行の表を3つ表示させます．

15 列には検査項目，数値，単位が入ります．表の中にデータなどを入力します．はじめは，小さめの文字の大きさに設定しておけば，行をはみ出ることはありません．それでも2行になりそうなら，その項目の幅だけを広げます．表の中の文字配置（左寄せ，中央，右寄せ）はデフォルトの設定のままでよいです．ここでは，左寄せになっています．

142

16 項目や数値を表からはみ出さない最大の文字の大きさにそれぞれ変更します．数値は太字に変更します．次に，単位は小さいサイズ，細字に変更します．文字配置を検査項目は左寄せ，数値は右寄せ，単位は左寄せにします．表の中からはみ出さないように，列幅を微調整します．

						Na	146	mEq/L
WBC	3,900	/μL	TP	6.8	g/dL	K	3.8	mEq/L
RBC	428万	/μL	ALB	4.1	g/dL	Cl	106	mEq/L
Hb	12.7	g/dL	TB	9.8	mg/dL	Ca	9.7	mg/dL
MCV	91	fl	D-Bil	6.9	mg/dL	CRP	0.06	mg/dL
Plt	26万	/μL	I-Bil	2.9	mg/dL	血糖	109	mg/dL
			AST	1,596	U/L	HbA1c(N)	5.5	
			ALT	1,569	U/L	TC	247	mg/dL
APTT	28.7	sec	LDH	803	U/L			
PT	>100	%	γGTP	328	U/L			
PT-INR	0.97		ALP	2,122	U/L	CEA	2.1	ng/mL
D-Dimer	0.3	μg/mL	AMY	106	U/L	CA19-9	22	U/mL
			BUN	8.8	mg/dL	DUPAN-2	59	U/mL
			CRTNN	0.64	mg/dL	Span-1	19	U/mL

17 罫線を消します．

						Na	146	mEq/L
WBC	3,900	/μL	TP	6.8	g/dL	K	3.8	mEq/L
RBC	428万	/μL	ALB	4.1	g/dL	Cl	106	mEq/L
Hb	12.7	g/dL	TB	9.8	mg/dL	Ca	9.7	mg/dL
MCV	91	fl	D-Bil	6.9	mg/dL	CRP	0.06	mg/dL
Plt	26万	/μL	I-Bil	2.9	mg/dL	血糖	109	mg/dL
			AST	1,596	U/L	HbA1c(N)	5.5	
			ALT	1,569	U/L	TC	247	mg/dL
APTT	28.7	sec	LDH	803	U/L			
PT	>100	%	γGTP	328	U/L			
PT-INR	0.97		ALP	2,122	U/L	CEA	2.1	ng/mL
D-Dimer	0.3	μg/mL	AMY	106	U/L	CA19-9	22	U/mL
			BUN	8.8	mg/dL	DUPAN-2	59	U/mL
			CRTNN	0.64	mg/dL	Span-1	19	U/mL

18 大項目（ここでは，末梢血，凝固系，生化学，腫瘍マーカー）を入力するセルを結合して，そこに入力します．背景に色をつけます．これでほぼ完成です．

末梢血			生化学					
						Na	146	mEq/L
WBC	3,900	/μL	TP	6.8	g/dL	K	3.8	mEq/L
RBC	428万	/μL	ALB	4.1	g/dL	Cl	106	mEq/L
Hb	12.7	g/dL	TB	9.8	mg/dL	Ca	9.7	mg/dL
MCV	91	fl	D-Bil	6.9	mg/dL	CRP	0.06	mg/dL
Plt	26万	/μL	I-Bil	2.9	mg/dL	血糖	109	mg/dL
			AST	1,596	U/L	HbA1c(N)	5.5	
凝固			ALT	1,569	U/L	TC	247	mg/dL
APTT	28.7	sec	LDH	803	U/L			
PT	>100	%	γGTP	328	U/L	腫瘍マーカー		
PT-INR	0.97		ALP	2,122	U/L	CEA	2.1	ng/mL
D-Dimer	0.3	μg/mL	AMY	106	U/L	CA19-9	22	U/mL
			BUN	8.8	mg/dL	DUPAN-2	59	U/mL
			CRTNN	0.64	mg/dL	Span-1	19	U/mL

末梢血			生化学					
WBC	3,900	/μL	TP	6.8	g/dL	Na	146	mEq/L
RBC	428万	/μL	ALB	4.1	g/dL	K	3.8	mEq/L
Hb	12.7	g/dL	TB	9.8	mg/dL	Cl	106	mEq/L
MCV	91	fl	D-Bil	6.9	mg/dL	Ca	9.7	mEq/L
Plt	26万	/μL	I-Bil	2.9	mg/dL	CRP	0.06	mg/dL
			AST	1,596	U/L	血糖	109	mg/dL
凝固系			ALT	1,569	U/L	HbA1c(N)	5.5	
APTT	28.7	sec	LDH	803	U/L	TC	247	mg/dL
PT	>100	%	γGTP	328	U/L			
PT-INR	0.97		ALP	2,122	U/L	腫瘍マーカー		
D-Dimer	0.3	μg/mL	AMY	106	U/L	CEA	2.1	ng/mL
			BUN	8.8	mg/dL	CA19-9	22	U/mL
			CRTNN	0.64	mg/dL	DUPAN-2	59	U/mL
						Span-1	19	U/mL

19 数値の大きさをもう少し大きくしてもよいと思います.

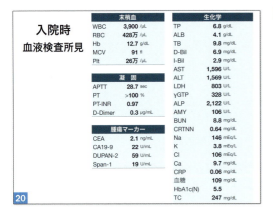

20 21 数値の大きさより，見た目を重視するなら，生化学のデータを22行の1つの表にしてもよいかもしれません．

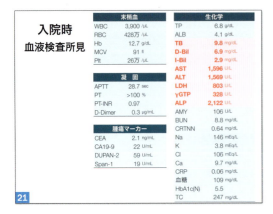

III　アライメントを整える

　整形外科では,「アライメント (alignment)」という用語がよく出てきます．骨・関節の配列，骨の並び方のことです．たとえば，下肢を正面から見た時のO脚とかX脚といえば，整形外科医以外の人でもピンときますね．動詞の align は，「〜を一直線にする，1列に整列させる」という意味ですね．スライドの中では，文字や図などの要素の配列を意味します．これをきれいに整列させると見やすいスライドになります．

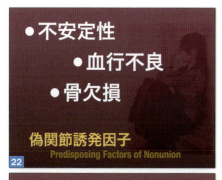

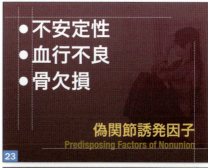

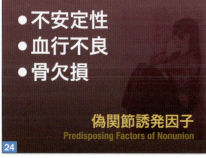

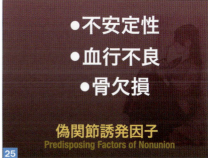

22〜25　骨折した骨が癒合しない3大原因を示したスライドです．スライド22ではタイトル部分も，3つの原因部分もズレていますね．特別な効果を狙う場合を除けば，いずれも左揃えあるいは右揃えにした方が見やすくなります（スライド23, 24）．格好よく中央揃えにするのは意外に難しいので，よほど自信がある人を除けばよした方がよいです（スライド25）．特にこのスライドでは背景の右側に悩んでいる女性の写真が貼りつけられているので，文字は左側に集める方が見やす

くなりますね．

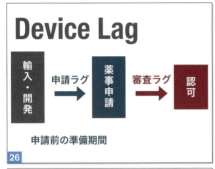

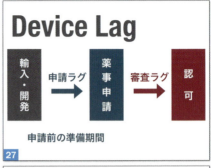

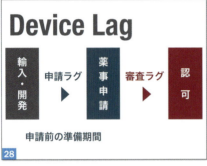

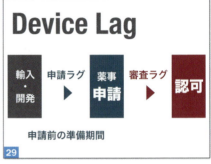

26〜29 スライドでは，文字を枠で囲んだ要素を並べる場合があります．デバイスラグの問題点をお話しした時のスライドです．3つの要素は「輸入・開発」，「薬事申請」，「認可」とそれぞれ文字数が異なります．文字数に合わせて囲む枠の大きさを変えると，少々不細工になってしまいます（スライド26）．このような場合には，枠の大きさを同じにして並べる方が見やすくなります（スライド27）．さらに多くの場合，矢印は主役ではありませんから，あまり目立たせないのがスライドを見やすくするコツです（スライド28）．実際に用いたスライドでは，キーワードになる「申請」と「認可」を大きく太く強調しました（スライド29）．

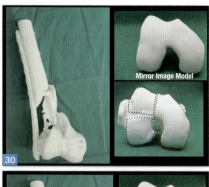
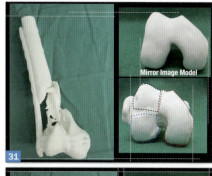
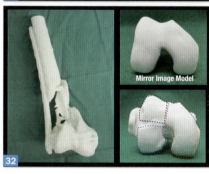
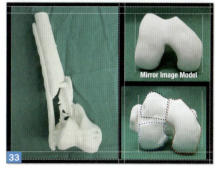

30～33 アライメントを整えるのは，図や写真の場合も同じです．スライドは大腿骨遠位部の偽関節と，関節面が大きく変形した状態を，CT 画像から 3D プリンターで作製したモデルです．この模型をもとにして治療するわけですが，写真のアライメントが整っていないとスッキリしません（スライド 30, 31）．できるだけアライメントを整えると，見やすくなります（スライド 32, 33）．

Ⅳ　グループ分けを明確にする

　わかりやすいプレゼンでは，できるだけ箇条書きを使用しないことを何回も書いてきました．箇条書きを用いたい時は，長い句や文の箇条書きは避ける必要があります．特に入れ子の箇条書きは，プレゼンではわかりづらい発表になってしまいます．一方，配布資料の場合には，何度も読み返せるので入れ子の箇条書きでも OK です．ただし，大項目と中小項目の関係や，項目同士のグループ分けを明確にする必要があります．

- 直達牽引 skeletal traction
  - Kirschner鋼線を骨に貫通させて牽引
  - やや侵襲的
  - 管理が楽であるが，高齢者に行うとカットアウトの危険性
- 介達牽引 skin traction
  - 非侵襲的だが，牽引力が弱い
  - 小児ではこれだけで治療することがある
  - 牽引部の皮膚が潰瘍・水疱形成しないように何度も巻き直す

34

34　骨折の治療法の1つとして牽引療法というのがあります．牽引療法には，直達牽引と介達牽引という2つの種類があり，それを説明したスライド（配布資料）です．大項目が「直達牽引」と「介達牽引」の2つで，小項目が説明文です．典型的な入れ子の箇条書きですが，すべてのフォントが同じ大きさで，かつ行間設定も同じになっています．そのために非常に読みづらいスライド（配布資料）になっています．

スライド35

- **直達牽引** skeletal traction
  - Kirschner鋼線を骨に貫通させて牽引
  - やや侵襲的
  - 管理が楽であるが，高齢者に行うとカットアウトの危険性
- **介達牽引** skin traction
  - 非侵襲的だが，牽引力が弱い
  - 小児ではこれだけで治療することがある
  - 牽引部の皮膚が潰瘍・水疱形成しないように何度も巻き直す

スライド36

直達牽引 skeletal traction	介達牽引 skin traction
・Kirschner鋼線を骨に貫通させて牽引する ・やや侵襲的 ・管理が楽であるが，高齢者に行うとカットアウトの危険性がある	・非侵襲的だが，牽引力が弱い ・小児ではこれだけで治すことがある ・牽引部の皮膚が潰瘍・水疱形成しないように何度も巻き直しが必要

35 36 大項目のフォントを大きく太くし，小項目間の行間設定を変更したのがスライド35です．小項目の中で2行になるところは，それが一塊のグループであることがわかりやすいように，行間を狭くしています．これでかなり読みやすくなりました．グループ分けを明確にするのが大切であることがわかります．ちなみに，原則に従って表にしたのがスライド36です．読みものとしての配布資料でも，入れ子の箇条書きより表にした方がわかりやすいですね．

このようにグループ分けを明確にするのは大切なのですが，図・写真とその説明となる文字情報を対応させる時には，特にグループ分けは大切になります．

3. Trilineage Differentiation

- **Osteoblasts** (Alizarin red stain)
- **Adipocytes** (Oil red O stain)
- **Chondroblasts** (Toluidine blue stain)

3. Trilineage Differentiation

Osteoblasts
Alizarin red stain

Adipocytes
Oil red O stain

Chondroblasts
Toluidine blue stain

3. Trilineage Differentiation

Osteoblasts
Alizarin red stain

Adipocytes
Oil red O stain

Chondroblasts
Toluidine blue stain

[37] 骨髄から採取した間葉系幹細胞を，骨芽細胞（osteoblasts）・脂肪細胞（adipocytes）・軟骨芽細胞（chondroblasts）に分化・増殖させた時の組織像を示したスライドです．文字列の上からの順が組織像の左からの順に対応しているのですが，一見しただけでは対応がわかりづらいですね．組織像のアライメントも微妙にずれています．

[38] [39] グループ分けを明確にしてみました．文字の大きさは少しだけ小さくなってしまいますが，これなら，一対一の対応になっていてわかりやすいです．

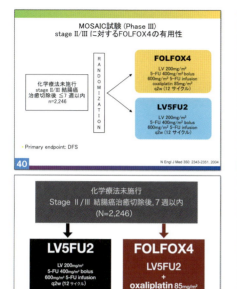
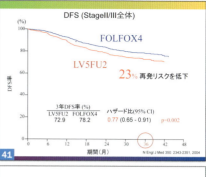
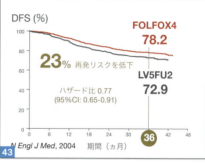

40〜43 結腸がんに対する2種類の術後化学療法の治療成績を比較したランダム化比較試験の方法と結果を示したスライドです．スライド40の研究デザインでは，FOLFOX4というプロトコールが黄色，LV5FU2というプロトコールが水色で示されているのに，スライド41のDFS（disease free survival，無病生存期間）の経時的変化を示したグラフでは，それぞれ青と赤になっており対応していません．それぞれを黒と赤でグループ分けしたのがスライド42，43です．

Ⅳ　グループ分けを明確にする

V 比率を考慮する

　画像を使って経時的な変化を見せる場合には，できれば見せる部分の比率や縮尺を一定にすることが大切です．

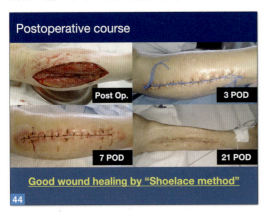

44 45 スライド44 はコンパートメント症候群に対して筋膜切開を行った後，皮膚を閉じるのに shoelace method（靴紐法）を用いた時の術後の経時的変化を示したスライドです．特に問題はないように思えますが，少し違和感があります．術後21日目（21 POD）の写真で下腿がすごく細く見えませんか？　提示されている各写真の縮尺が少しずつ異なっているのですが（別の日に撮影されているので，仕方ありません），特に術後21日目の写真が他の写真と比べてかなり比率が小さいためです．下腿全体を見せたいのなら別のスライドにすべきです．画像の縮小・拡大は簡単にできますから，この例では皮膚切開の大き

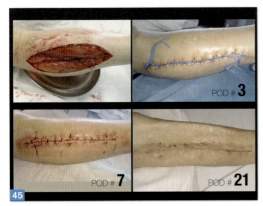

さを基準にして，できるだけ各画像の比率を一致させてみました（スライド45）．これで違和感はなくなりました．

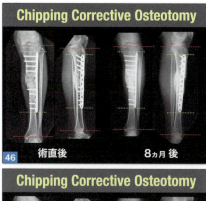
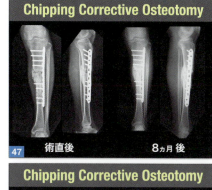
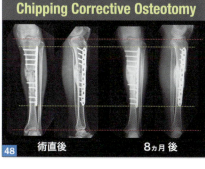
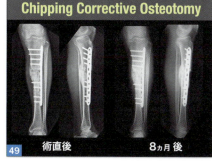

46〜49 X線写真などの画像写真も経時的な比較でよく用いられますから，同様に写真の縮尺を合わせておくのは大切です．脛骨の長さ，プレートの長さなどで縮尺を合わせた方が，X線写真は見やすくなります．

第4章

ポスター発表

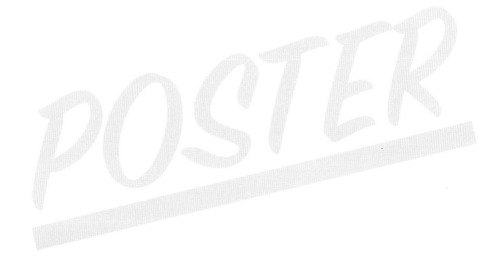

若い先生たちには，ポスター発表の機会が多くあります．わかりやすいポスターの作り方を教えてほしいという要望が多く寄せられました．本章では，ポスター作成の原則を挙げて実際にポスターを修正しながら，わかりやすいポスターの作り方を説明していきます．

I　一般的なポスターと研究発表のポスター

　私たちが街中で見かける一般的なポスターは，大半が何かの宣伝目的です．開催案内（バーゲンセール，展覧会・展示会，集会など），商品（衣料品，食料品，書籍，各種サービス，企業イメージなど），啓蒙（安全，人権，道徳など）などの宣伝ですね．学会や研究会で発表するポスターを作成する場合に，これらの宣伝目的で作成されたポスターは一見あまり参考にならないように思います．その一番の理由は伝えるべき情報量の差ではないでしょうか？

　街中で見かける一般的なポスターは，研究発表で展示するポスターと比べると，伝えるべき情報量が圧倒的に少ないといえます．美術館や博物館での展覧会なら，①展覧会の名称，②会期，③会場くらいの情報が伝わればまず十分です．これに対して，研究発表のポスターは，伝えるべき内容が途方もなく多いのです．大項目として最低でも，①背景，②目的，③対象，④方法，⑤結果，⑥考察，⑦結論を提示するのが普通です．これに中項目，小項目が追加されるわけですから，途方もなくたくさんの情報を提示し，かつ，読んでもらわないといけないわけです．こうして考えると，ポスター展示といってもその正体は，いわゆるポスターではなく，小学校の時に作成した学級新聞などの"壁新聞"に近いものだといえます．

II　ポスター作成の前提と目的

　ポスター作成では，スライド作りと共通する点と異なる点とがあります．ポスターで重要なポイントは，

> 1）限られたスペースの中に情報を提示しなければならない．
> 2）「見せる」要素と，「読ませる」要素とを共存させなければならない．

の2つです．わかりやすく，かつ，魅力的なポスターを作るのは非常に難しいも

のです.

　よいスライドを作るよりはるかに難しいと思います．わかりやすいプレゼンのためのスライド作りでは，文字や写真・図・表などをできるだけ大きく表示することが大切でした．スライドの場合，写真・グラフ・表を大きく提示しようとすれば，（発表時間の問題はありますが）スライドの枚数を増やすことで解決できます．ところが，ポスターの場合には，限られた展示スペースの中に情報を提示しなければならないので，1つの写真・図・表を大きく提示すると，他の部分を圧迫することになります．大きく表示したいが，そうすると他の部分の表示が難しくなるというジレンマに陥るわけです．

　先ほど，「宣伝目的で作成されたポスターは一見あまり参考にならない」と書きました．ところが，街中で見かけるポスターをじっくり観察してみると，実は，研究発表のポスターを作成するのにとても参考になるのです．美術館や博物館での展覧会のポスターではとりあえず，①展覧会の名称，②会期，③会場がわかれば十分だと書きました．これらの情報は，ポスターの中で目立つように提示されます．展覧会のポスターには，これらの主要な情報以外にも文字情報が多く記載されています．どんな情報が記載されているか，みなさんすぐに思い浮かびますか？　実際のポスターには副題，入場時間，入場料金，休館日，会場の住所とアクセス方法，主催，協賛，助成団体，問い合わせ先の住所と電話番号，URLなどの情報がしっかりと記載されています．これらの情報は必要な人だけが読めばよい情報だから小さく記載されているわけです．研究発表のポスターは，"壁新聞"に近いのですが，見出しや図表・写真などのアイキャッチャーを配置して，できれば宣伝目的で作成されたポスターのようなものにするとより魅力的なものになるはずです．

Ⅲ　ポスター作成の原則

　本項では，第1章で述べた10ヵ条に沿って，スライドとポスターの違いに注目しながら，ポスター作成の秘訣を紹介していきます．

原則1：大きな文字を使う

　スライドで制約されるのは"時間"です．大きな文字を使ったり，大きな図表を用いたシンプル・プレゼンでは，どうしてもスライドの枚数が多くなります．

しかし，スライドでの発表では時間さえ許せば，スライドの枚数を増やすことができます．

これに対して，ポスター発表で制約されるのは"面積"です．講演なら発表者が話せばよい内容も含めて，ポスター発表では，与えられた展示スペースの中に，すべての情報を提示しなければなりません．ある程度の文字数が必要になるわけです．大きな文字を使うと，提示できる文字数が減ってしまいます．文字の大きさと文字数は反比例するわけですから，文字を大きくするといっても制限が大きいわけです．しかし，読んでほしいところは可能な限り大きい文字を使うように努力すべきです．できるだけ大きな文字を使って文章を提示するためには，情報の取捨選択が必要です．展示できる面積が限られているポスター発表では，スライドよりもさらに提示すべき情報を絞り込まなければなりません．涙をのんで文字数を減らし，大きな文字を使いましょう．発表者が思っているほど，参加者は真剣にポスターを読んではくれません．時には，大きな文字列がアイキャッチャーの役目をする場合もあります．

原則2：フォントを区別する

スライドでの基本は，原則としてゴシック体かサンセリフ体を用いる．そして，キーワードやアイキャッチャーとしての短い単語などでは太い文字，少し文字数が多い場合には細い文字を使うのが原則でした．

ポスターでは，ある程度の文字数を入れる必要がありますので，原則として細いゴシック体や細いサンセリフ体が有利です．あまりおすすめはしませんが，文字数がかなり多くなるようなら，明朝体やセリフ体でも可です．また，「背景」，「目的」，「対象と方法」，「結果」，「考察」，「結論」などの見出し部分には太いゴシック体やサンセリフ体を用いて一塊であることがわかるようにすべきです．

原則3-1：（長い文や句が入った）箇条書きを撲滅する？

箇条書きの一番のメリットは，内容が整理されていることです．ただし，箇条書きが有用であるための必要条件は，すぐに消えてなくならないこと（＝何回でも読み返せること！）でした．そのため，長い文や句が入った箇条書きは，スライドでは不利だったわけですが，研究発表のポスターは"半分は読み物"です．読み物だから何回でも読み返せます．ポスター発表では箇条書きは有用ということになります．したがって，この原則3-1はポスターにはあてはまらないといえ

ます．ただし，長い文の箇条書きでは，箇条書きにしている意味がなくなってしまいます．スライドほど厳密ではなくても，できるだけ短い文や句の箇条書きにするのがよいでしょう．

原則3-2：図にできないかを考える

箇条書きを減らす方法の1つとして，第1章で常に図にできないかを考えるようにと提案もしました．この原則はどうでしょうか？ ポスター発表は"半分は見せ物"です．まして，学会や研究会では数多くのポスターが展示されています．みなさんのポスターを見てもらうためには，参加者に注目してもらう必要があります．文字の大きさやフォントを工夫することで目立つようにすることも可能ではありますが，図や写真の力には及びません．魅力的な図や写真をポスターに提示することは非常に有用です．常に図にできないかを考えるのが大切です．図や写真を大きく提示して，その説明・解説を短く書き入れておきましょう．

原則4：シンプルな背景を使う

一般的なポスターでは，注目してもらうために，文字の配置，大きさ，フォントの種類などを工夫するとともに，魅力的な背景（絵図，写真など）を用いることが必須となります．商品の宣伝ではその商品の見せ方が重要になります．学会開催案内のポスターでは開催地やメインテーマを印象づける写真や絵などを背景に配したりしますね．時には，背景の絵図や写真と文字が重なったりもします．これが可能になるのは，一般的なポスターでは見る人が必要とする重要な情報が単純で少ないからです．一方，研究発表のポスターの正体はポスターではなく壁新聞です．新聞の文章が，複雑な背景の上に書かれていたら，読みづらくなるだけです．もちろん，優秀なデザインで格好のよい背景でかつ文字も読みやすいなら，背景に凝ってもよいです．ただし，学会発表で展示されるポスターで背景に凝ったものが優秀なデザインであることは，きわめてまれです．一方，その逆は枚挙に暇がありません．背景に凝りすぎるのは時間の無駄と心得ましょう．

ただ，多くの場合にポスター発表は会場内で多くの他のポスターとともに展示されます．参加者の中には，展示される多くのポスターをはじめから終わりまで精読される先生もいらっしゃいますが，ほとんどの学会・研究会ではそのような熱心な先生は少数派です．大多数の先生は，ざぁーっと会場のポスターを見て，数多あるポスターの中から自分の興味ある演題や目を引く演題のみを精読すると

いうパターンが普通だと思います．このような一般的な参加者に，自分のポスターを読んでもらうためには，読みやすい・わかりやすいに加えて，目の前に来てもらうというのも大切です．そのためには，少し背景にも工夫が必要といえます．この点は，スライドとは異なりますね．

　スライドの背景は，白い背景が有利なのですが，この原則に従ってしまうと，元から文字が多いポスターでは，白背景しか選択肢がなくなってしまいます．何がいいたいかというと，ビジーな背景はよくないけれど，ポスターでは背景色は白以外の選択肢もあるということです．スクールカラーや，施設ロゴのカラー，研究課題に関連したカラーを上手に使えばよいと思います．ただし，主張しすぎる背景はダメです．

原則5：4つの色を決める

　背景色，文字色，メイン色，アクセント色の4つの色を決めて，できるだけ色数を増やさないことが，スライドでは重要でした．この原則は，ポスターの場合も同様です．特に，研究の「背景」，「目的」，「対象と方法」，「結果」，「考察」，「結論」は，それぞれ一塊に内容が区分されているわけですから，これらの項目はメイン色で統一するのがよいです．ただし，「結論」だけは，他の項目よりも目立つアクセント色にするのはアリかもしれません．

原則6：グラフの強調は明確に

　ポスターでは，図やグラフあるいは表は発表内容をわかりやすく提示できる表現方法であるとともに，上手な図やグラフ，表はアイキャッチャーの役割を持ちます．したがって，ポスター発表では，図，グラフ，表はスライド以上に重要な役割を果たします．グラフの場合には，何を強調したいかを考えて，強調すべきところと，強調すべきでないところを明確に区別できるようにしなければなりません．その方法は，スライド作成のところでも記したように，目立たせるところ以外は地味にするのが一番簡単です．

原則7：入れ子の箇条書きは"表"にする

　これまでに再三出てきた原則です．読み返すことができるので，ポスター発表ではスライドに比べて，箇条書きはそんなに悪者にはならないことは前述しました（原則3-1）．しかし，それでも入れ子の箇条書きは避けるべきです．人が理解

しやすいのは　文章＜箇条書き＜表＜図・写真の順になります．項目だけが並んだ箇条書きは，表にしても全く同じものになりますが，入れ子の箇条書きは，表にする方が圧倒的にわかりやすくなります．また，表にすることで行数を減らすことができるのも利点です（当然幅は増えます）．ポスター発表は，半分は読み物なので，だらだら文章よりは箇条書きがよいです．ただし，入れ子の箇条書きはできるだけ避けることが大切ですね．

原則 8：表は項目を減らす

　ポスターは半分は読み物なので，繰り返し読むことができます．したがって，論文の表と同じように細かいデータを提示しても悪くありません．

　表はグラフや臨床写真・模式図とともに，ポスター発表ではとても重要な役割を果たします．メインな結果が表であるということもしばしば起こりえます．ポスターの中で提示する表が重要であればあるほど，表は読みやすくなければなりません．そのためには，文字を大きくし，背景の色とのコントラストをしっかりつけて注目してもらう必要があります．文字を大きくするためには，スライドで提示する表と同様に表の項目（特に列の項目数）は，可能なら少なくする必要があります．発表者の立場からいえば，ポスターは何度でも読み返せるのだから，研究データは余さず提示したいと思います．ただ，残念ながら，発表者が思っているほど参加者は真剣には読んでくれません．必要最小限の重要なデータを大きく提示するのがよいです．

原則 9：ホワイトスペースを大切にする

　ホワイトスペースとは，何もない空白部分です．実際の色が「白」であるかどうかは問題ではありません．何も描かれていない空白部分を意味します．これには文における文字間隔や行間隔，単語と単語の間のスペースといったマイクロ・ホワイトスペースと，構図における主要要素同士の間隔であるマクロ・ホワイトスペースとがあります．

　ポスター発表は，どうしても文字情報の量が多くなります．そのために文字間隔や行間隔といったマイクロ・ホワイトスペースの設定がより重要になります．プロポーショナル・フォントを使用して，行間は文字の大きさの 0.5〜0.7 倍（行送りなら 1.5〜1.7 行）くらいに設定しておけばあまり問題はありません．

　「背景」，「目的」，「対象と方法」，「結果」，「考察」，「結論」の大項目は，それぞ

れ一塊のグループです．可能なら各グループ間では行間を広げて，ホワイトスペースをとることで各項目をしっかり分けられて見やすくなります．

原則10：印象的な写真はあまり活用しない

ポスター発表では，原則として発表内容と直接関係のない印象的な写真を使わない方がよいです．発表を制約しているのは，スライドでは時間ですが，ポスターでは提示するためのスペースです．したがって，発表内容と直接関係のない，参加者の感情に訴えるような写真は，大切な発表スペースを減らすだけで有用性は低いといえます．

ただし，何度も書きますが，数多あるポスターから読んでもらう（見てもらう）ためには，何らかのアイキャッチャーがほしいのも事実です．ポスター発表では，研究に関する図（たとえば，研究の概略図，手術方法の模式図など）や臨床写真，グラフ，表などをアイキャッチャーとして用いるのが有用です．

IV ポスターを修正してみよう

a．正方形（縦100 cm×横100 cm）のポスターの場合

まずは，**ポスター1**です．脛骨骨折を2つの固定方法（interlocking nailとIlizarov創外固定器）で治療した時の，治療成績を比較した研究です．RCTではなく，retrospective studyです．悪いところを列挙してみましょう．

1）文字数が多すぎる．
2）文字が小さすぎる．

この研究の内容をかなり正確に伝えるためには，このくらいの文字数は必要になります．文字の大きさと提示できる文字数は，ポスター発表では反比例するため，文字を大きくすることと文字数を少なくすることを同時に達成しようとすれば，書いてある内容を大幅に短くする必要が出てきます．そのためには，涙をのんで伝える情報量を削りましょう．

3）一目で主張がわからない．

主張したいことは，本文に書いてあるのですが，発表者が期待するほどには参

参加者はポスターを読んでくれません．このポスターには 2 つの table が出ています．パッと見た時にこの 2 つの table，特に table 2 が，研究結果のすべてといってよいようなものです．ここを強調するかグラフにしてみるのはどうでしょうか．

4）大項目（background，patients and groups，outcome measrues など）の色に意味がない．

色により，大項目の塊がよくわかります．また，遠くから見た時に目を引くのでそんなに悪くはありません．ただし，色による意味づけは少ないですね．

5）大学のロゴが背景に貼りつけられているが見づらい．

タイトルの横のロゴはよいのですが，背景に貼りつけると文章や表が読みづらくなることが多いので，もっと薄くするか削除するのがよいと思います．

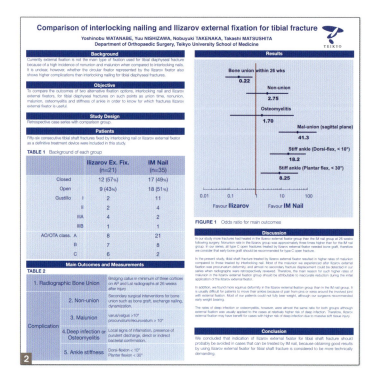

さて修正後のポスターが**ポスター2**です．変更点は以下の通りです．

- 文字数を大幅に減らした（特に，背景，目的，方法）．
- 文字を大きくした．
- 文字数削減によって確保できたスペースに table を配置したので，表の文字を大きくした．
- **ポスター1**では，outcome measures のセクションで効果測定指標（何を計測・測定したか）が文章で記載されていますが，ここは入れ子構造になっているので，表にしてしまいました．
- この研究で最も重要な table 2 をグラフにして大きく示した．
- 表とグラフに背景をつけて目立たせた．
- 背景に貼りつけてあったロゴを削除した．

詳細なデータは，もし聞かれたら答えられるようにするか，答えるための資料を準備しておく必要はありますが，文字数はこの程度で十分ではないかと思いま

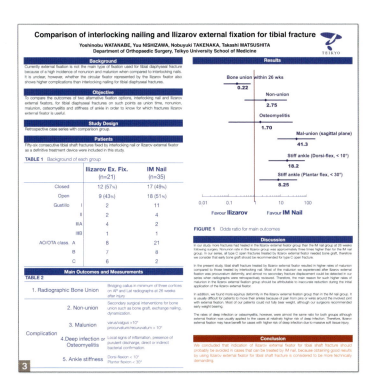

　す．このポスターの前に立って，説明できるかどうかを考えればよいでしょう．
　研究内容にもよると思いますが，ポスター発表に限らず研究発表では discussion より研究結果に重きを置くべきだと私は思っています．いやいや discussion が大切だとお考えの方もいらっしゃいます．もし，どうしても詳細な discussion を提示したいという人は，ポスター発表なら discussion のセクションは文字を小さくしてみたらどうでしょうか．そうです，街中にある一般的なポスターと同じように知りたい人のために書いてはおくけれど，文字は小さくしておくという考え方ですね．
　ポスター2では，文字色も含めて全体を施設のロゴマークと同じ青を基調にしてみました．図表に背景色をつけずに，結論だけを強調したバージョンも提示しておきます（ポスター3, 4）．

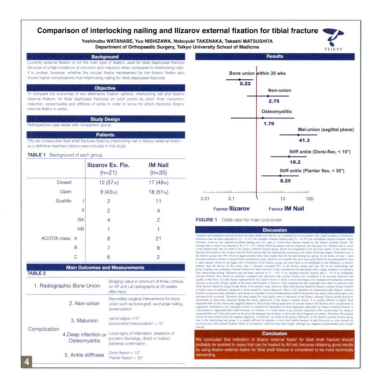

b. 横長（縦84 cm×横118 cm）のポスターの場合

　続いて**ポスター5**は，血管内治療を専門にされているU先生から，修正用にわざわざ出来の悪いポスターをいただきました(笑)．ひどい下肢虚血に対して血管内治療を行う場合，足部動脈より末梢まで病変（BTP）が及んでいると治療成績が悪いかどうかを明らかにした，後ろ向きコホート研究です．このポスターのよい点は，文字が大きくかつ文字数が非常に少ない点です．あまり悪いところはなさそうですが，列挙してみましょう．

1）見出しの色分けが無意味である．
2）一番の見せどころのグラフが，カラフルな周囲のために目立たなくなっている．
3）本文の文字は大きいのにグラフ内の文字が小さい．
4）グラフの強調ができていない．

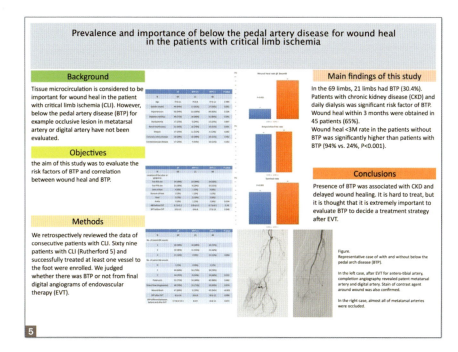

　文章は修正せずに，色とグラフのみを修正したのが**ポスター6**です．これなら，BTPがないと治療成績がよいのが一目でわかりますね．

　もう少し修正するとすれば，methodsのところです．**ポスター7**では文章で書いてあることを図にしました．これで総数69例であること，BTPの有無を評価したこと，評価項目がwound healing, survival, amputationの3つであることが一目でわかりますね．

　余談ですが，目的のところにto evaluateという言葉が出てきます．当科では，「研究の目的は，何かわからないことを明らかにすることである．そのための手段・方法として何かを評価するわけである．だから，研究の目的が『～を評価すること』になることはありえない」としています．

Prevalence and importance of below the pedal artery disease for wound heal in the patients with critical limb ischemia

Background
Tissue microcirculation is considered to be important for wound heal in the patient with critical limb ischemia (CLI). However, below the pedal artery disease (BTP) for example occlusive lesion in metatarsal artery or digital artery have not been evaluated.

Objectives
the aim of this study was to evaluate the risk factors of BTP and correlation between wound heal and BTP.

Study Design
Retrospective Cohort Study

Methods
69 CLI (Rutherford 5)
successfully treated at least one vessel to the foot
↓ EVT
BTP+ or −

Outcome measures
· Wound healing
· Survival
· Amputation

	All
N	69
Age	77±11
Gender (male)	44(64%)
Hypertension	65(94%)
Diabetus	

Wound heal rate
<0.0001
BTP+: 92
BTP−: 24

Survival rate
<0.009
BTP+: 76
BTP−: 98

Amputation free rate
BTP+: 95
BTP−: 98

Main findings of this study
In the 69 limbs, 21 limbs had BTP (30.4%). Patients with chronic kidney disease (CKD) and daily dialysis was significant risk factor of BTP. Wound heal within 3 months were obtained in 45 patients (65%).
Wound heal <3M rate in the patients without BTP was significantly higher than patients with BTP (94% vs. 24%, P<0.001).

Conclusions
Presence of BTP was associated with CKD and delayed wound healing. It is hard to treat, but it is thought that it is extremely important to evaluate BTP to decide a treatment strategy after EVT.

Figure.
Representative case of with and without below the pedal arch disease (BTP).

In the left case, after EVT for antero-tibial artery, completion angiography revealed patent metatarsal artery and digital artery. Stain of contrast agent around wound was also confirmed.

In the right case, almost all of metatarsal arteries were occluded.

Prevalence and importance of below the pedal artery disease for wound heal in the patients with critical limb ischemia

Background
Tissue microcirculation is considered to be important for wound heal in the patient with critical limb ischemia (CLI). However, below the pedal artery disease (BTP) for example occlusive lesion in metatarsal artery or digital artery have not been evaluated.

Objectives
The aim of this study was to evaluate the risk factors of BTP and correlation between wound heal and BTP.

Methods
We retrospectively reviewed the data of consecutive patients with CLI. Sixty nine patients with CLI (Rutherford 5) and successfully treated at least one vessel to the foot were enrolled. We judged whether there was BTP or not from final digital angiograms of endovascular therapy (EVT).

69 cases CLI (Rutherford 5) → EVT BTP+ or −

Outcome measures
- Wound healing
- Survival
- Amputation

Main findings of this study
We retrospectively reviewed the data of consecutive patients with CLI. Sixty nine patients with CLI (Rutherford 5) and successfully treated at least one vessel to the foot were enrolled. We judged whether there was BTP or not from final digital angiograms of endovascular therapy (EVT).

Wound heal rate @ 3 mos.: BTP+ 24, BTP− 92 ($p<0.0001$)
Amputation free rate: BTP+ 95, BTP− 98
Survival rate: BTP+ 76, BTP− 98 ($p<0.009$)

Representative case of with and without below the pedal arch disease (BTP).

In the left case, after EVT for antero-tibial artery, completion angiography revealed patent metatarsal artery and digital artery. Stain of contrast agent around wound was also confirmed.

In the right case, almost all of metatarsal arteries were occluded.

Conclusions
Presence of BTP was associated with CKD and delayed wound healing. It is hard to treat, but it is thought that it is extremely important to evaluate BTP to decide a treatment strategy after EVT.

　さて，ポスターでは目線が大切です．縦長のポスターでは，原則として上から下へ読めるようにするのがよいです．一方，正方形や横長のポスターでは，どうしても段組をしなければならないことが多いのですが，できるだけ段組は少なくするのがよいです．この**ポスター5**の横長2段組ポスターを段組をなくして縦長ポスターと同様に上から下へ読めるようにしてみたらどうなるでしょうか？　それが**ポスター8**です．好みの問題もありますが，意外と悪くないんじゃあないでしょうか！

c．縦長（縦 150 cm×横 100 cm）のポスターの場合

　縦長のポスターです．オリジナルは英語のポスターだったのですが，日本語に変えて作ってみたのが**ポスター9**です．ほとんど実際に自分で発表した時のポスターと内容は同じです．骨折した患者さんの，「歩行能力が低下するのはどのような因子によるのか？」がメインテーマの発表です．受傷前から受傷後 12 ヵ月までの歩行能力の変化を示した table 3，単変量解析とロジスティック解析の結果が table 4～6 に提示されています．この 4 つの表が結果のすべてです．表の背景の色は，文章の中の色と一致させてあります．表をできるだけ大きく提示したかったので，考察は抜きにしてあります．欠点を挙げるとすれば，

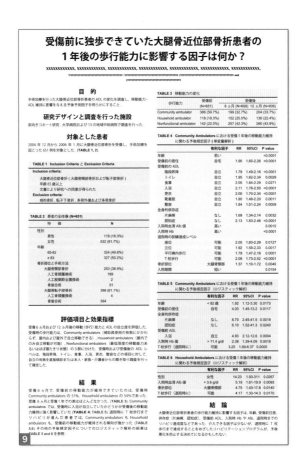

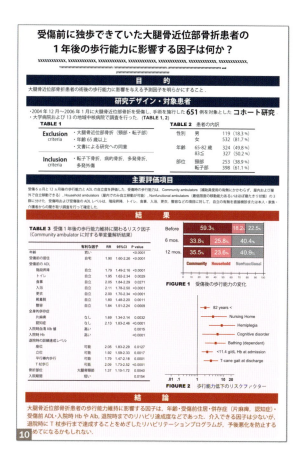

1）縦長なのに 2 段組になっているので読みづらい．
2）表が多くて面白みがない．
3）結論が右端の下の方で目立たない．

という感じでしょうか．修正後の**ポスター10**は，これらの点を改善してみました．

・2 段組をやめて上から下に読めるようにした．
・結果の表を 1 つ減らした．
・2 つの表はグラフにした．
・結果と結論が目立つようにした．

　もう少し大胆に結論を強調するなら，宣伝目的で作成された街中にあるポス

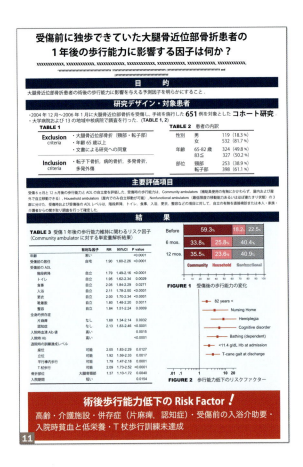

ターを目指して，**ポスター 11** のようにしてもよいかもしれません．

d．症例報告のポスターの場合

　ここまで，3つのポスターを見てきましたが，若い先生たちが一番よく経験するというか，作成が必要になるのは症例報告のポスターです．それがないじゃないか！　と，お叱りを受けそうです．学会や研究会の予行演習で症例報告のポスター発表を見ていると，ポスター作りが難しいのではなく，それ以前の問題のところで引っかかっている先生が多いように思います．これは，発表させられる（？）若手の先生が悪いわけではなく，発表せよと指示した上級医に責任があります．症例報告として成立するためには，何らかの「新規性」がなければなりませ

ん．しかし，若手の先生が上級医から発表しろといわれる症例は，「比較的まれな疾患・外傷ではあるが，教科書的には比較的まれな症状や所見があったり，比較的まれな経過をたどったりしたので，診断や治療に苦労したけど何とか上手く治療できました」というのがほとんではないでしょうか？

自治医科大学教授・松原茂樹先生は，『論文作成 ABC：うまいケースレポート作成のコツ』（東京医学社）の中で，JMCR（Journal of Medical Case Reports）の投稿規定にある「投稿可能な場合」を意訳して，論文化できるケースというのは，「未報告あるいは稀な有害事象，通常と異なる症候・臨床症状，臨床経過に新規性，新規疾患の診断・治療法，2つの疾病に思いがけず関連性があった場合，予想外の event の発生，その疾患や有害事象の病態生理があぶりだされた場合」であり，「あくまで『新規性』の追求」がなければ論文にならないと指摘されています．さらに，新規に発見したことが臨床へどのように応用できるかという「アイデア新規性」が最も重要であるとも述べられています．

発表のための発表で，学会や研究会に演題を出さざるをえないという状況はあります．というより，若手の発表ではそのような場合の方が多いかもしれません．また，その若手を指導される先生も，その上司から「彼（若手医師）に，○○研究会で何か発表させてやってくれよ．この前の，ほら，あの症例なんかがいいんじゃないか？　じゃあ，頼んだよ．よろしくね．」っていうのもありますね．（内容ではなくて）発表すること，あるいは，学会・研究会の開催場所へ行くことが重要っていう場合もあるかもしれませんが，可能なら上記の新規性がある症例を発表させてあげないと，やらされる若手医師も大変です．日々の診療の中から何らかの新規性を見つけていくのは臨床医の醍醐味の1つなのですが，論文にできるような症例にしょっちゅう遭遇するわけではないので，症例報告の発表は難しいです．

若手医師が症例報告のポスター作成に苦労するのは，ポスターが作りにくいだけでなく，何に焦点を当てて発表したらよいかがわからないからです．なので，症例報告のポスターに有用なポスター作成方法なんていうものはないし，ここまでに書いてきた内容を使えば，ひどいポスターにはならないと思います．「比較的まれな疾患・外傷ではあるが，教科書的には比較的まれな症状や所見があったり，比較的まれな経過をたどったりしたので，診断や治療に苦労したけど何とか上手く治療できました」から何か新規性を見つけ出す努力をしてポスター作成を行う必要があるのです．

スライドで用いた画像および写真の出典

第1章

- **1** 123RF®：#21172261〈購入日：2014.8.30〉
- **5** 123RF®：#7053382, #14410649〈購入日：2014.9.6〉
- **6** 123RF®：#8684447〈購入日：2014.8.12〉
- **7** 五十嵐健：世界一わかりやすいプレゼンの授業，中経出版，東京，2011
- **8** 三田紀房：プレゼンの極意はマンガに学べ，講談社，東京，2013
- **10** 123RF®：#4409335〈購入日：2015.3.24〉
- **11** 123RF®：#4409335〈購入日：2015.3.24〉，#28592657〈購入日：2014.9.2〉
- **12** 123RF®：#10981289〈購入日：2015.3.15〉
- **13** PAKUTASO：No. 4919［https://www.pakutaso.com/20140719191post-4341.html］，No. 12872［https://www.pakutaso.com/20151100314post-6228.html］〈閲覧日：2017.7.3〉
- **14** 123RF®：#10932805〈購入日：2014.8.22〉
- **15** 123RF®：#10932805〈購入日：2014.8.22〉
- **18** 123RF®：#15404382〈購入日：2014.8.6〉
- **19** 123RF®：#2181212〈購入日：2014.8.6〉
- **21** 123RF®：#14931409〈購入日：2014.9.8〉
- **29** ナンシー・デュアルテ：slide：ology［スライドロジー］—プレゼンテーション・ビジュアルの革新，ビー・エヌ・エヌ新社，東京，2014
- **36** 123RF®：#14931409〈購入日：2014.9.8〉
- **52** 123RF®：#9362648, #28592657〈購入日：2014.9.2〉
- **56** 123RF®：#9362648〈購入日：2014.9.2〉
- **61** 123RF®：#9041958〈購入日：2014.8.6〉
- **62** 123RF®：#28592657〈購入日：2014.9.2〉
- **65** 123RF®：#1536049〈購入日：2014.11.11〉
- **74** 123RF®：#5179514〈購入日：2014.8.17〉
- **75** ガー・レイノルズ：シンプルプレゼン，日経BP社，東京，2011．ガー・レイノルズ：プレゼンテーションzen，ピアソン桐原，東京，2009
- **77** 123RF®：#8933540〈購入日：2014.8.6〉
- **85** 123RF®：#21523078〈購入日：2014.9.1〉
- **98** 123RF®：#7529611〈購入日：2014.9.10〉
- **104** 123RF®：#22428901〈購入日：2014.8.17〉
- **109** 123RF®：#11509476〈購入日：2014.8.25〉
- **119** ［https://en.wikiquote.org/wiki/Pablo_Picasso］〈閲覧日：2017.7.3〉
- **121** 株式会社ファミリーマートのロゴマーク
- **123** 株式会社セブン-イレブン・ジャパンのロゴマーク
- **124** 123RF®：#623393〈購入日：2014.8.23〉
- **128** 123RF®：#6080976〈購入日：2014.8.28〉
- **141** 123RF®：#17961195〈購入日：2016.12.27〉
- **175** 123RF®：#21465103〈購入日：2014.9.2〉
- **177** 123RF®：#1862607〈購入日：2013.11.20〉
- **179** 123RF®：#11743141〈購入日：2014.8.24〉
- **180** 123RF®：#9939696〈購入日：2014.8.22〉
- **181** 123RF®：#28794769〈購入日：2015.2.28〉
- **182** gettyimages®：［http://www.gettyimages.co.jp/］から購入(写真提供／Aidon／ゲッティイメージズ)
- **183** 123RF®：#461456〈購入日：2014.8.13〉

第3章

- **22**〜**25** 123RF®：#4204895〈購入日：2015.3.16〉

索　引

欧　文

evidence-based medicine（EBM）　37
Illustrator　138
Keynote　4, 138
Less is more　10
one slide one message　96
PowerPoint　4, 138
problem list　103, 124, 129
relative risk（RR）　72
review of systems（ROS）　84
X線写真　77, 102

和　文

あ

アイキャッチャー　31, 33, 158
アクセント色　48, 160
アニメーション　37
アライメント　145, 147
アルファ機能　141

い

一般的なポスター　156
入れ子の箇条書き　64, 160
色の三属性　43
印象的な写真　78
陰性所見　90, 122

う

後ろ向きコホート研究　112

お

横断的探索研究　112

帯グラフ　63
折れ線グラフ　61
音声情報　7

か

確定診断　93
箇条書き　36, 64, 159, 160
画像　91
　　──検査　125
可読性　28, 33, 35
ガー・レイノルズ　4, 6, 36
寒色系　43
鑑別診断　68, 88, 92, 131
　　──リスト　89

き

既往歴　120
教育研修講演　78
行間　103, 161
キーワード　37, 38, 158

く

グラフ　57, 63, 117
グループ分け　148
黒背景　45
群の名称　115, 117

け

ケースカンファレンス　97
ケースコントロール　112
血液検査　24, 93, 106, 122
研究背景　108
研究発表のポスター　156
研究目的　108
検査結果　69, 93

検査項目　142
検査値　93, 128
検査データ　122, 142
現病歴　84, 120

こ
考察　132
後退色　43
ゴシック体　27, 29, 33, 35, 158
コホート研究　60

さ
採血データ　142
最終診断　131
彩度　43
サンセリフ体　27, 35, 158

し
色彩学者ジャッド　51
色彩調和　51
色相　43, 54
色相環　52
色相差　52
時系列　120
疾患の分類　76
視認性　31, 32, 43
縮尺　152
症例数　117
症例報告　67, 84, 172
白背景　45
新規性　172
進出色　43
身体所見　90, 100, 121
シンプル・プレゼン　7

す
数値データ　24, 142

スモール・グループ　84
スライデュメント　4, 15
スライド　4

せ
生化学データ　142
正方形ポスター　162
セリフ体　27, 158

た
対象　111
タイトル画面　138
高橋征義　17
高橋メソッド　17
縦長ポスター　170
段組　169
暖色系　43

ち
秩序の原理　51, 52
著作権　79
　――フリー　79
治療　136

と
特別講演　78
トライアド配色　52
トーン　54

な に
なじみの原理　51, 53
ナンシー・デュアルテ　4, 16
日本色研配色体系（PCCS）　54
入院後経過　47

は
背景　45, 48, 160

配布資料　4, 91
パブロ・ピカソ　55
凡例　61, 128

ひ

病型分類　134
表の罫線　71
病歴　40, 87
ヒラギノ角ゴシック　29
ヒラギノ明朝　29
比率　152
　　──変化　63

ふ

袋文字　138
太いゴシック体　33
不透明度　139, 140
プレゼン　5
　　──大原則　7
　　──目的　6
　　──ソフト　4
プロブレムリスト　103, 124, 129
プロポーショナル・フォント　161

へほ

ペンタード配色　52
ポインター　101, 107
方法　111
ポスター　156, 162, 166, 170
ホワイトスペース　74, 103, 141, 161

ま

マイクロ・ホワイトスペース　161
前向きコホート　112

マクロ写真　91
マクロ・ホワイトスペース　103, 161

み

ミース・ファン・デル・ローエ　10
明朝体　27, 29, 158

め

明度　43
明瞭性の原理　51
メイン色　48, 160
メッセージ　58
免疫系検査　123

も

模式図　161
文字情報　7
文字色　48, 160
文字の太さ　30
問診　99

よ

陽性所見　90, 122
横長ポスター　166

り

立体グラフ　57
略語　126
臨床写真　161
臨床的な分類　135

るれ

類似性の原理　51, 54
レイヤー　139

著者紹介

渡部　欣忍（わたなべ　よしのぶ）

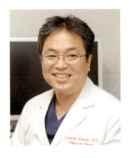

1961年　京都府京都市生まれ．
1987年　京都府立医科大学卒業．医学博士．
現在，帝京大学医学部整形外科学教室　教授．

　専門は外傷後の骨関節再建で，骨癒合不全，変形癒合，脚短縮，骨髄炎，関節拘縮などに対して診療・手術を行っている．2005年，2007年，2013年に日本骨折治療学会の学会賞を受賞．3度の受賞は同学会で唯一人．2008年には，International Society for Fracture Repair（ISFR，国際骨折治療学会）で最優秀ポスター賞も受賞．大学院時代は，同志社大学工学部と共同で骨・骨折のバイオメカニクスを中心に研究．最近は，診療・手術の傍ら，骨の再生医療に興味を持ち，2020年までにヒトの大腿骨を再生させることを目標に研究中．2012年，2013年の国際学会で，指導していた学生が立て続けに，最優秀プレゼンテーション賞を獲得したことが本書執筆のきっかけ．中島みゆきのファン．

主な所属学会・研究会など：
　日本整形外科学会（専門医），日本骨折治療学会，日本創外固定・骨延長学会，日本骨・関節感染症学会，超音波骨折治療研究会，JABO（Japanese Association for Biological Osteosynthesis，会長），Osteosynthesis & Trauma Care Foundation（理事，2017/18会長），ISFR（International Society for Fracture Repair，理事，2018学会会長）

続・あなたのプレゼン誰も聞いてませんよ！
　―とことんシンプルに作り込むスライドテクニック

2017年10月25日　第1刷発行 2018年6月10日　第2刷発行	著　者　渡部欣忍 発行者　小立鉦彦 発行所　株式会社　南江堂 〒113-8410 東京都文京区本郷三丁目42番6号 ☎（出版）03-3811-7236　（営業）03-3811-7239 ホームページ　http://www.nankodo.co.jp/ 印刷　三報社／製本　ブックアート 装丁　渡邊真介

How to Make Simple Slides for Presentation!
© Nankodo Co., Ltd., 2017

定価は表紙に表示してあります．
落丁・乱丁の場合はお取り替えいたします．
ご意見・お問い合わせはホームページまでお寄せください．

Printed and Bound in Japan
ISBN978-4-524-25128-5

本書の無断複写を禁じます．
JCOPY〈（社）出版者著作権管理機構　委託出版物〉
本書の無断複写は，著作権法上での例外を除き，禁じられています．複写される場合は，そのつど事前に，（社）出版者著作権管理機構（電話 03-3513-6969，FAX 03-3513-6979，e-mail：info@jcopy.or.jp）の許諾を得てください．

本書をスキャン，デジタルデータ化するなどの複製を無許諾で行う行為は，著作権法上での限られた例外（「私的使用のための複製」など）を除き禁じられています．大学，病院，企業などにおいて，内部的に業務上使用する目的で上記の行為を行うことは私的使用には該当せず違法です．また私的使用のためであっても，代行業者等の第三者に依頼して上記の行為を行うことは違法です．